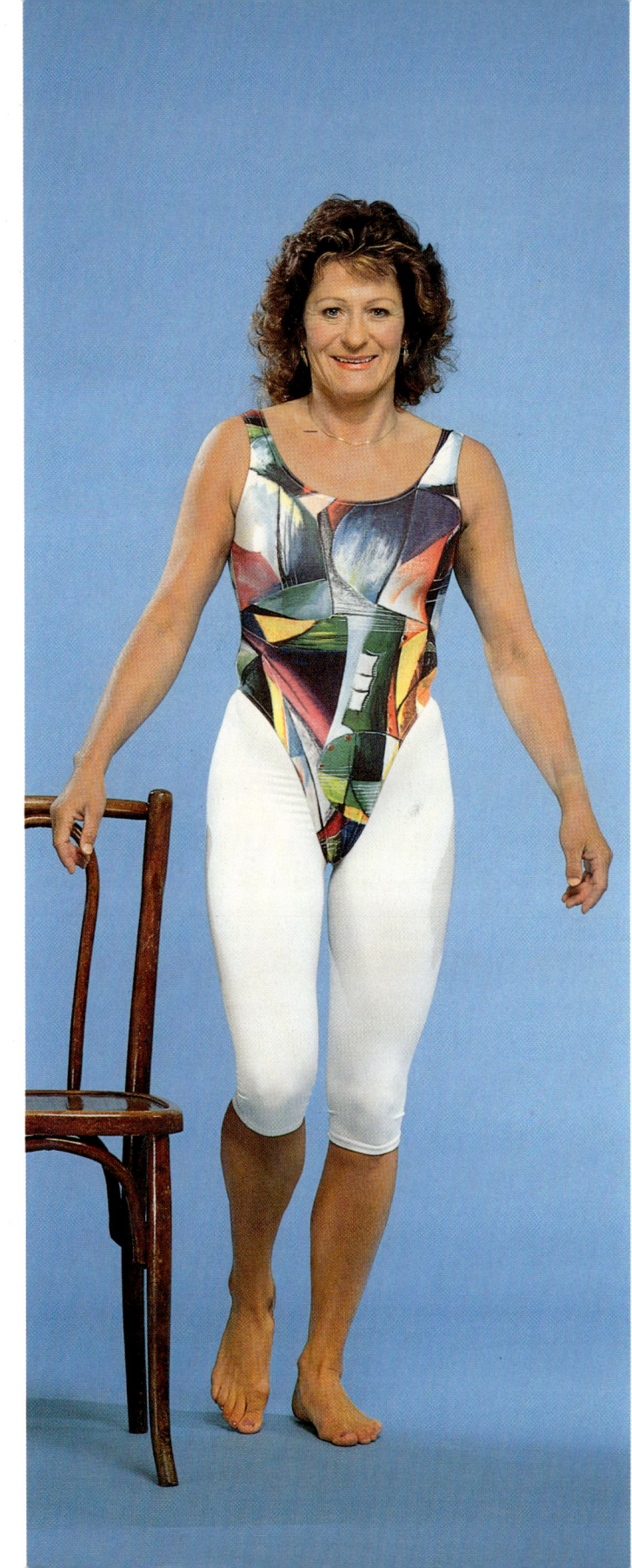

Kneippen für die Gesundheit

Ines Wurm-Fenkl
Herausgeber: Dr. Hans H. von Wimpffen
Werner Büchele

Bewegungstraining und Wasseranwendungen

∎

Alltagsbeschwerden vorbeugen

∎

Abwehrkräfte und Kreislauf stärken

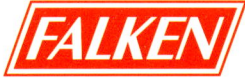

INHALT

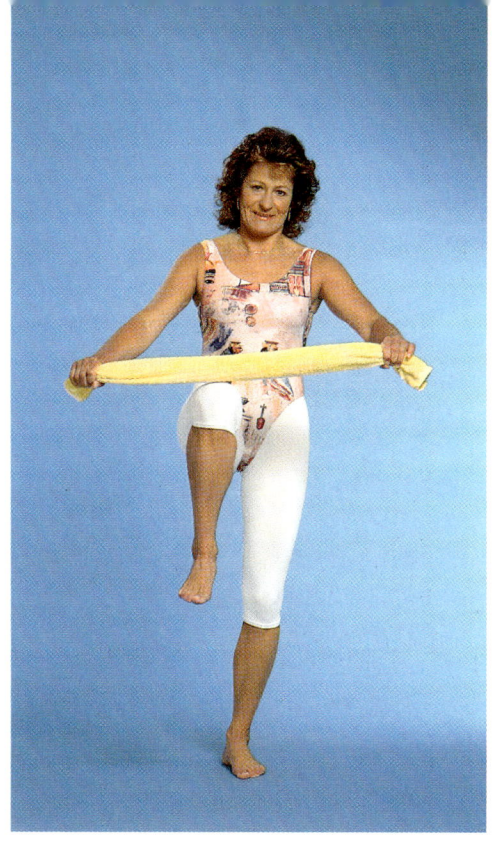

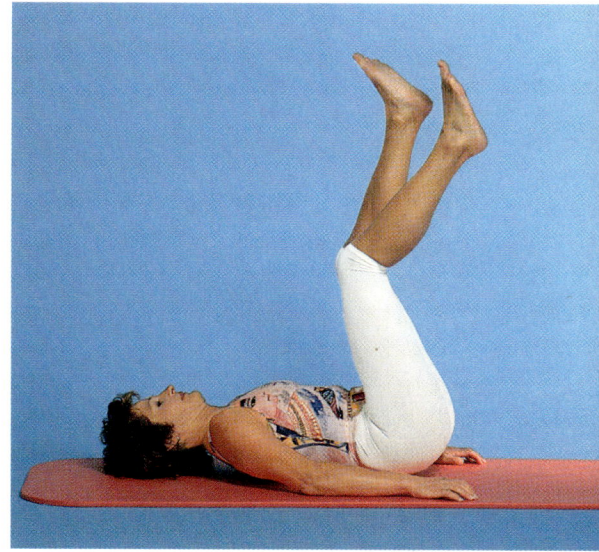

EINE IDEE LEBT WEITER

Vor mehr als 100 Jahren, nämlich im Jahre 1886, hat Pfarrer Sebastian Kneipp auf Anraten und dringende Empfehlung von Erzabt Maurus vom Kloster Beuron sein Werk „Meine Wasserkur" herausgegeben. Darin hat er sein Gesundheitskonzept, das er aufgrund seiner eigenen empirischen Erfahrungen entwickelt hat, niedergeschrieben. Die „Physiotherapie nach Kneipp" (heutiger Name) beruht auf fünf Elementen und ist ein Heilverfahren, das auf den ganzen Menschen abzielt. Das Buch, in 16 Sprachen übersetzt, wurde ein „Bestseller". Kneipp hat damit den Menschen auf der ganzen Welt etwas in die Hand gegeben, womit es möglich wurde, im Rahmen einer gewissen Selbstmedikation die Lebensweise zu ändern. Dies war und ist Grundidee für die Veröffentlichung dieses Werkes. Aufgrund der langjährigen Zusammenarbeit zwischen Bayerischem Rundfunk und der Stadt Bad Wörishofen und in Kenntnis der Wünsche der Menschen nach natürlichen Heilweisen und Anleitungen, ihre Lebensweise zu ändern, wurde die Idee zur Sendereihe „Kneippen für die Gesundheit" geboren. Dieses Begleitbuch und die Videocassette werden als praktische Anleitung gesehen, und sie sollen dazu beitragen, die Bedürfnisse der Menschen nach einer gesunden Lebensweise im Sinne Sebastian Kneipps zu erfüllen.

München/Bad Wörishofen, im Juli 1996

Dr. Hans H. von Wimpffen/Werner Büchele

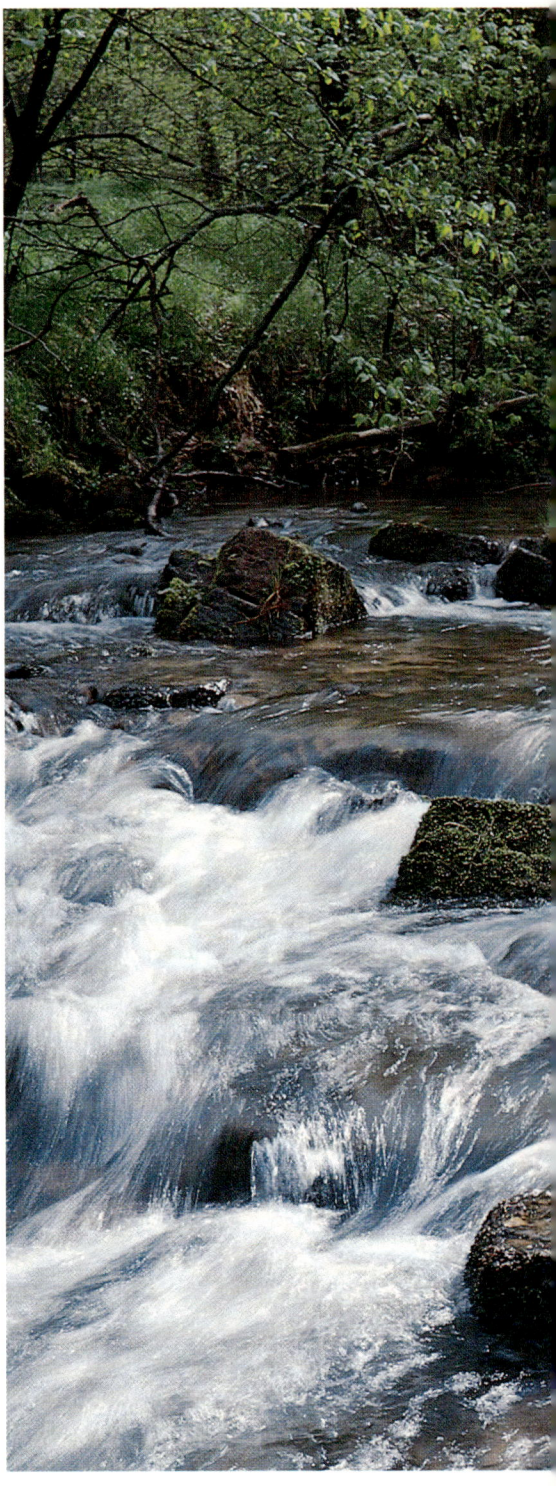

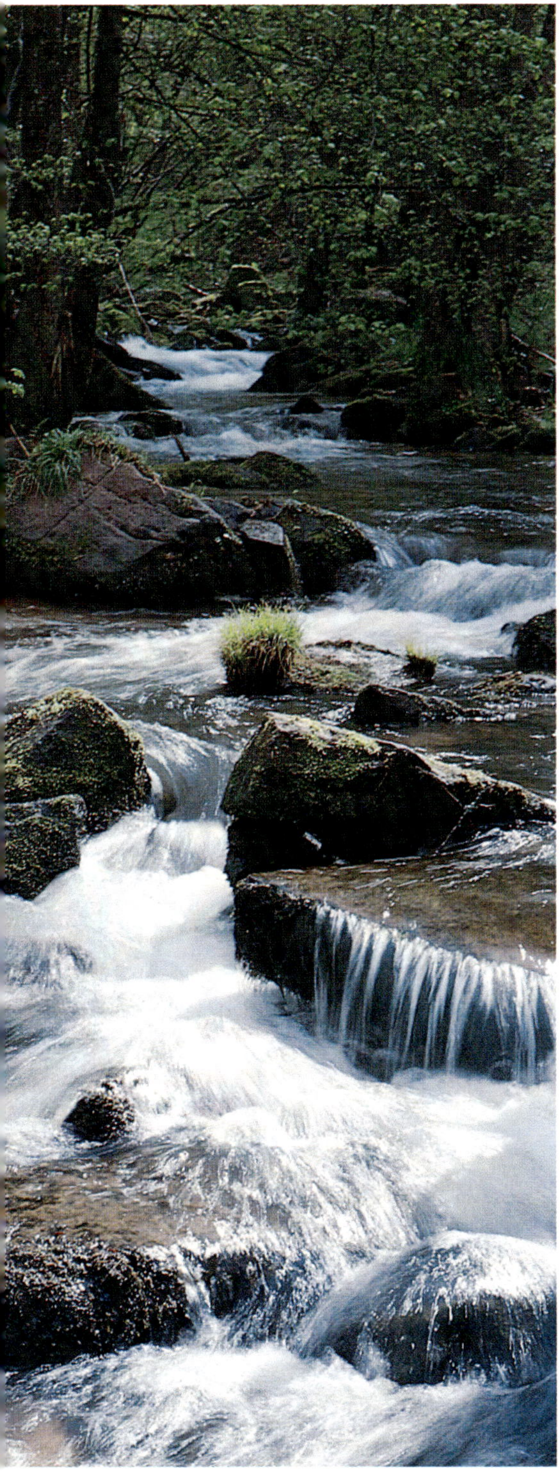

„Wie der Mensch durch seine Lebensweise Störungen seiner Gesundheit erleidet, so kann er auch nur durch eine Änderung seiner Lebensweise richtig gesunden."

Diese Worte Pfarrer Sebastian Kneipps zeigen deutlich, daß schon vor ca. 150 Jahren die Art und Weise, wie man lebt, einen hohen Stellenwert besaß.

Die Wirkungsstätte Pfarrer Kneipps war Bad Wörishofen im Allgäu. Als Sohn eines armen Webers wurde er 1821 in Stephansried (Ottobeuren) geboren. Immer schon war es sein Wunsch, Priester zu werden, aber der Weg dorthin war mühsam: Ungenügende Ernährung und zu lange Studierzeiten machten ihn lungenkrank. Zufällig fiel ihm das Büchlein von J. S. Hahn über die Wasserheilkunde in die Hand, und er probierte die kalten Halbbäder in der Donau aus. Müde begann er, gestärkt fühlte er sich hinterher, und so hat ihn das Heilmittel „Wasser" überzeugt.

Kneipps Heilgrundsätze sind heute aktueller denn je, da sie wertvolle Ratschläge und Hinweise für unser tägliches Leben enthalten. Wer sich nur ein bißchen mit der Kneippidee beschäftigt und verschiedene seiner Empfehlungen ausprobiert, wird bald ein überzeugter Kneippianer sein. Faszinierend ist auch, daß Pfarrer Kneipp die Natur so wunderbar als anschauliches Beispiel in seine Lehrsätze miteinbezogen hat. Diese Vergleiche sind oft sehr treffend:

„Wenn das Wasser immer ruhig und stille steht, wird es bald faul, wenn ein Pflug nicht gebraucht wird, wird er bald rostig, zerbrechlich und zerfallen. Gerade so geht es mit dem

menschlichen Körper. Deshalb: Alle Teile des Körpers sollen in Tätigkeit kommen, damit sich nicht schlechte Stoffe ansammeln und es dem Menschen geht wie dem stehenden Wasser, welches bald anfängt zu versumpfen."

Mit fünf Säulen stellt Pfarrer Kneipp Elemente dar, die einen wertvollen Lebensfahrplan, gerade für den heutigen modernen Menschen, beinhalten:

■ 1. Die Hydrotherapie (Wasserheilkunde)

„Im Wasser liegt Heil. Es ist das natürlichste, einfachste, wohlfeilste und, wenn recht angewandt, das sicherste Heilmittel."

■ 2. Die Phytotherapie (Pflanzenheilkunde)

„Gegen jede Krankheit ist ein Kräutlein gewachsen."

■ 3. Die Diätetik (Ernährung)

„Zurück zur Natur und Einfachheit der Lebenshaltung."

■ 4. Die Kinesiotherapie (Bewegungstherapie)

„Gleicht nicht der menschliche Körper einer Maschine, die so fein und kunstvoll ist, daß sie nur der allmächtige Schöpfer ausdenken konnte? Diese ‚Maschine', die zugleich die Wohnstätte und das Werkzeug des menschlichen Geistes ist, muß in beständiger Tätigkeit sein. Nur durch Arbeit (Bewegung) vermehrt sich die Kraft, je kräftiger der Mensch ist, um so mehr darf er auf Gesundheit hoffen."

■ 5. Die Ordnungstherapie (Lebensordnung)

„Erst als ich Ordnung in die Seele der Menschen brachte, besserten sich auch die körperlichen Gebrechen."

„Möge es mir gelingen, wenn auch nicht einem ganzen Volksstamme, so wenigstens denjenigen, die lange leben wollen und denen die Gesundheit teuer ist, eine Anleitung zu geben, in welcher Weise sie es einzurichten haben, damit sie lange leben, gesund und kräftig und somit befähigt sind, ihre Lebensaufgabe glücklich zu lösen."

Dieser Wunsch Kneipps ist auch mein Anliegen, wobei ich versucht habe, die funktionelle Bewegungstherapie nach den modernsten wissenschaftlichsten Erkenntnissen und die dazu passenden wirkungsvollsten Kneippanwendungen zu koordinieren.

Sommer 1996

Ines Wurm-Fenkl

THEORETISCHE GRUNDLAGEN

SEBASTIAN KNEIPP – EIN GESUNDHEITSERZIEHER PAR EXCELLENCE

■ Lebenslauf

1821 17.05. Sebastian Kneipp, in Stephansried bei Ottobeuren als Sohn des Landwebers Xaver Kneipp geboren, erlebt eine karge und freudlose Jugend

1842 Kaplan Matthias Merkle aus Grönenbach bereitet ihn auf den Eintritt ins Gymnasium vor

1844 Kneipp wird in das Gymnasium zu Dillingen an der Donau aufgenommen, erkrankt hier schwer an einer Lungentuberkulose

1848 Beginn des Theologiestudiums in Dillingen und München

1849 Kneipp kuriert sich nach Anleitungen aus dem Büchlein „Unterricht von der wunderbaren Heilkraft des frischen Wassers" von Dr. Johann Sigmund Hahn

1852 06.08. Priesterweihe zu Augsburg
24.08. Primiz in Ottobeuren, anschließend Kaplan in Biberach, Boos und Augsburg

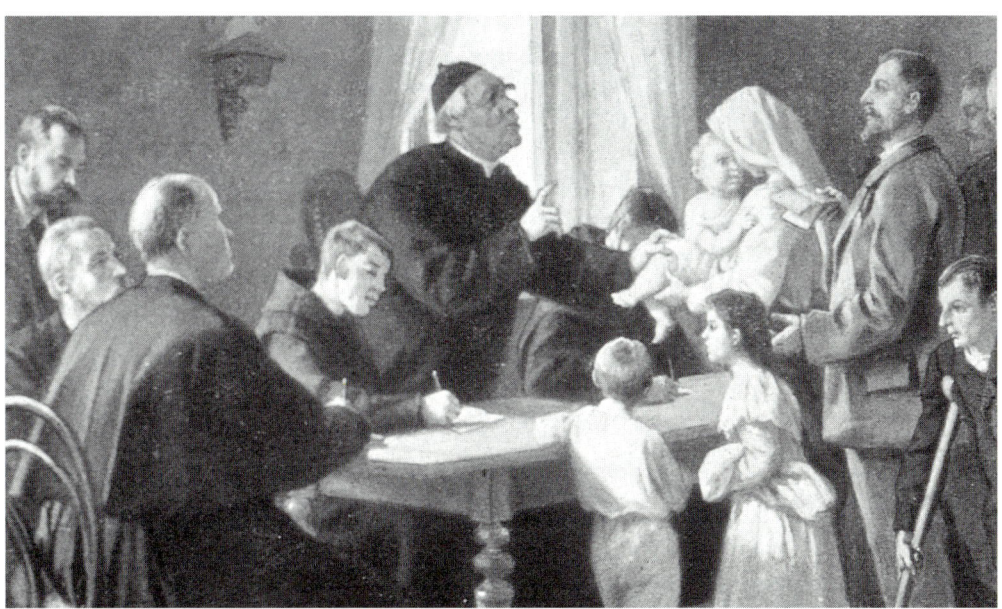

Pfarrer Sebastian Kneipp berät Patienten

1855 02.05. Beichtvater der Dominikanerinnen in Wörishofen, baut in den folgenden Jahren die Klosterwirtschaft wieder auf

1881 Kneipp wird Pfarrer in Wörishofen

1886 Kneipps erstes Buch über die Gesundheit, „Meine Wasserkur", erscheint

1888 Errichtung des ersten Badehauses

1889 Kneipps zweites Buch, „So sollt ihr leben", erscheint

1890 Kneipps erste Stiftung, das Priesterkurhaus (heute: Kurklinik Sebastianeum) entsteht; der Kneipp-Verein Wörishofen wird gegründet

1893 Das Kinderasyl (heute: Kneippsche Kinderheilstätte) wird eröffnet

1894 Der „Internationale Verein der Ärzte Kneippscher Richtung" (heute: der Kneippärztebund) wird gegründet

1895 Die Kurklinik Kneippianum wird gebaut

1897 17.06. Sebastian Kneipps Tod

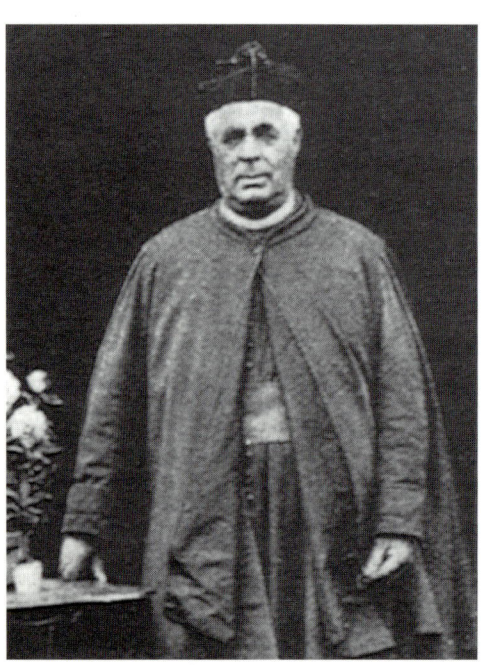

■ Sebastian Kneipp im Urteil der medizinischen Wissenschaft

1896 Prof. Ziemssen, der führende Kliniker: „Aufs tiefste müssen wir es bedauern, daß sich Ärzte so weit herabwürdigen konnten, zu Helfershelfern des Kneippschen Hokuspokus zu werden. Wir weisen solche Afterärzte von der Schwelle der geheiligten Wissenschaft."

1986 Prof. Schaefer, Heidelberg, der international bekannte Physiologe und Sozialmediziner, auf einem Ärztekolloquium in München: „Sebastian Kneipp war und ist der Wegbereiter einer kommenden Medizin, Leitbild für eine gesundheitsbewußt lebende Gesellschaft. Kneipp war ein hellsichtiger Mann, ich verneige mich vor seinem Genius und seinem Ethos."

1986 Prof. Dr. med. Oepen, Institut für Rechtsmedizin der Universität Marburg, im „Deutschen Ärzteblatt" 47 vom 19. November 1986: „Die Kneipptherapie gestattet mit ihrem Reichtum an Anwendungen und der Vermittlung einer gesundheitsbewußten Lebensweise individuelle, dem jeweiligen Zustand des Patienten angemessene Verordnungen. Durch Abhärtung, Entspannung und Leistungssteigerung beeinflußt sie Soma und Psyche günstig, so daß sie im wahrsten Sinne des Wortes als ganzheitlich bezeichnet werden kann."

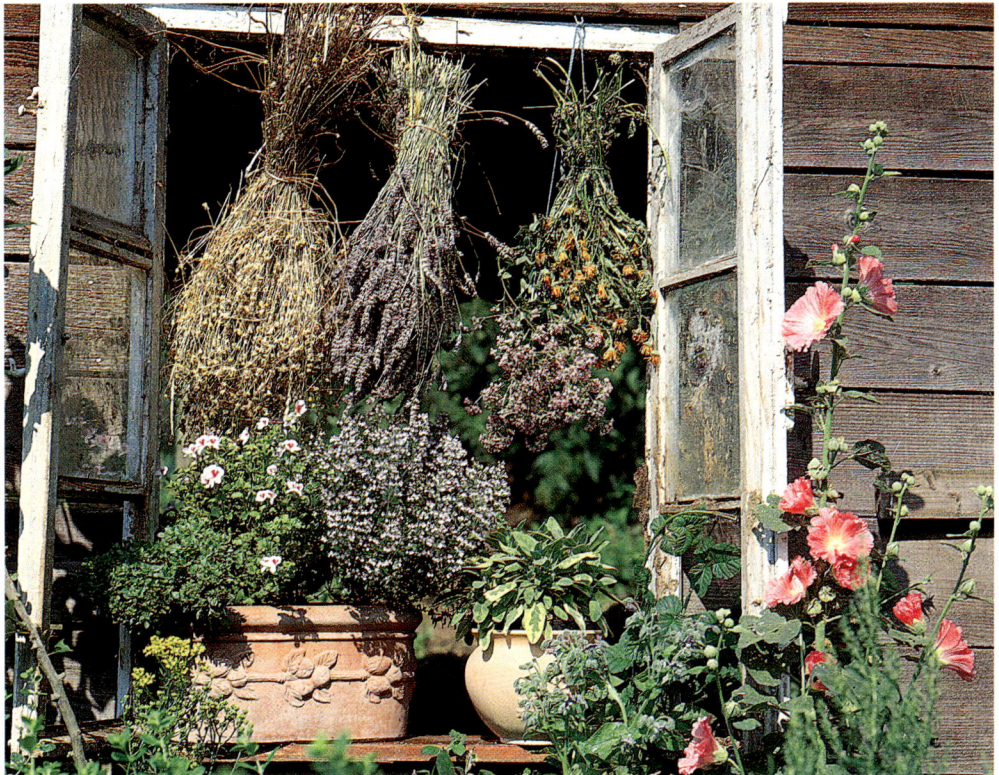

Die Pflanzenheilkunde ist eine der fünf Säulen des Kneippschen Heilansatzes

WICHTIGE HEILGRUNDSÄTZE KNEIPPS

■ Was bedeutet Krankheit?

„Alle Krankheiten haben ihre Ursache, ihre Würzelchen, ihren Keim im Blute, vielmehr in Störungen der Zirkulation oder Zusammensetzung des Blutes."

■ Warum sind die Menschen so krankheitsanfällig?

Hauptursache ist die mangelnde Abhärtung. Diese Verweichlichung zeigt sich bei jedem Wechsel der Jahreszeiten. Schnupfen, Katarrh, Blutarmut, Nervosität, Herz- und Magenleiden sind fast die Regel.

„Ich möchte wissen, welche Krankheit in eine verweichlichte Natur (Körper) nicht leicht eindringen kann, während eine abgehärtete Natur (Körper) sich nicht das geringste daraus macht. Die Verweichlichung, behaupte ich, ‚öffnet Tür und Tor'."

■ Wie erfolgt die Heilung?

„Das untergeordnete zirkulierende Blut muß zum richtigen, normalen Laufe zurückgeführt werden.
Die schlechten, das Blut verderbenden Stoffe müssen ausgeschieden werden.
Der geschwächte Organismus muß gekräftigt und richtig abgehärtet werden."

■ Welche einfachen Abhärtungs- mittel gibt es?

■ Barfußgehen
Es ist das billigste, einfachste und natürlichste Mittel.
„Kein Alter, kein Stand und kein Geschlecht ist ausgenommen, denn nur so wird der Körper gekräftigt und vielen Übeln vorgebeugt. Wohlbemerkt nicht nur einige Minuten, sondern je länger, desto besser!"

■ Grasgehen (Tautreten)
„Je nässer das Gras ist, je länger die Übung fortgesetzt wird, desto besser wird der Erfolg sein." (Anschließend für Wiedererwärmung sorgen.)

■ Schneegehen
„Ausdrücklich sei bemerkt, im neugefallenen frischen Schnee zu gehen, bis ein Kältegefühl eintritt, etwa 1–2 Minuten. Wohlbemerkt nur mit warmem Körper (Füßen) den Schneegang durchführen, anschließend für Wiedererwärmung sorgen."

„Vorurteile: Das sind Torheiten, Narrheiten usw., so lautet die Meinung bei dieser Abhärtungsübung, vor der man Erkältung, Rheumatismus, Halsleiden, Katarrh und alles mögli-

che fürchtet. Es kommt nur auf die Probe an und man wird sich bald überzeugen, wie der ach so schreckliche Schneegang statt Nachteile große Vorteile bringt."*

■ Wassergehen (Wassertreten)
„Es wirkt abhärtend auf den ganzen Körper, wirkt besonders günstig auf die Atmung und gegen Kopfleiden. Je kälter das Wasser, desto besser (im Winter Schnee ins Wasser geben)."
Durchführung siehe Seite 16/17 und Seite 27.

■ Kniguß
Er wirkt als besonderer Freund der Füße. Zur Abhärtung für Gesunde sei empfohlen, den Strahl höher auffallen zu lassen, so daß eine stärkere Wirkung erzielt wird.
(Warm muß der Körper sein, und ebenso wieder erwärmt werden.)
Durchführung siehe Seite 51.

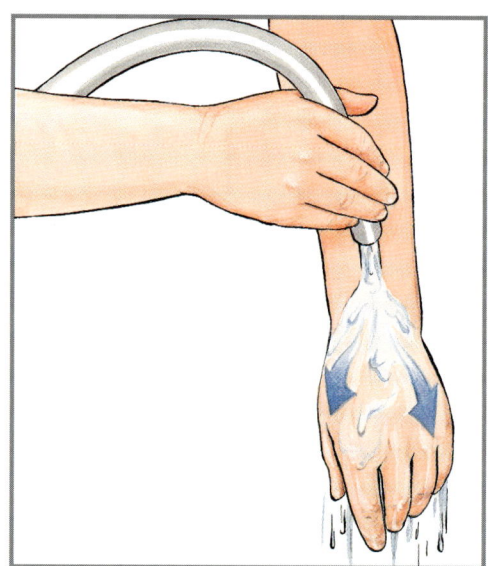

Bei allen Güssen soll das Wasser den Körper weich umschließen bzw. ummanteln

GRUNDPRINZIPIEN DER WASSERANWENDUNGEN

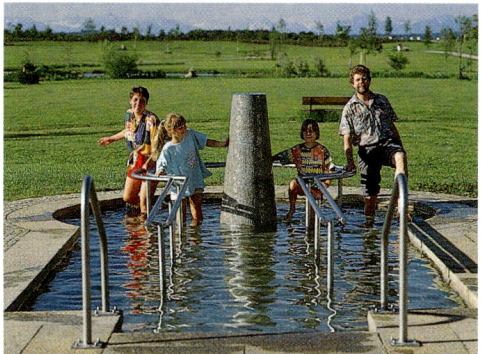

Wassertreten mit der ganzen Familie

„Das Wasser ist das allererste, vorzüglichste und allgemeinste Heilmittel. Es belebt, erfrischt und stärkt den Körper.
Oft wird das Einfachste, das Naturgemäße nicht beachtet und da Heilung gesucht, wo sie nicht zu finden ist.
Wo Medikamente wenig oder gar nichts vermögen, kann mit Wasser der beste Erfolg erzielt werden, es ist deshalb nur schade, daß man die Anwendungen mit Wasser wenig kennt.“

■ Die Reizstärke

Milde Reize entfachen die Lebensfunktion, mittlere Reize kräftigen und fördern, starke Reize schaden.

Alle Anwendungen üben einen Reiz auf den Organismus aus, der zu sinnvollen physiologischen Reaktionen führen soll. Wobei immer die richtige Reizstärke beachtet werden soll. Immer wieder warnt Kneipp vor einem Zuviel.
Jede einzelne Anwendung hat er selbst an sich ausprobiert, und so empfiehlt er:
■ *„Je gelinder, je schonender, desto besser und wirksamer.*
■ *Keine der Anwendungen kann schaden, wenn sie in der vorschriftsmäßigen Weise genommen wird – Anfängern, Schwächlingen und älteren Personen gönne ich für den Beginn laues, ‚abgeschrecktes‘ Wasser – Die Fliegen locke ich ja auch mit Honig, nicht mit Salz oder Essig!“*

■ Die Verhaltensregeln

■ Nie auf den kalten Körper eine kalte Anwendung – aktive oder passive Erwärmung beachten.

■ Nicht abtrocknen, das Wasser nur abstreifen, und trockene Kleidung anziehen. Somit wirkt zusätzlich die Verdunstungskälte, eine stärkere Hautdurchblutung und Kreislaufanregung wird erreicht.

■ Nach 3–5 Minuten sollte sich die Naturwärme, d.h. die Reaktionsfähigkeit der Wärmebildung und somit der Antrieb der körpereigenen Kräfte, einstellen.

■ Nie mehrere Anwendungen hintereinander machen. Eine Pause von ca. 2 Stunden einlegen.

■ Nie mit vollem Magen die Anwendungen durchführen, bis ca. 1 Stunde nach dem Essen warten.

■ Für die Kneippgüsse ein Gießrohr oder einen Schlauch benützen, damit sich ein geschlossener Wassermantel um die behandelten Körperteile bilden kann.

■ Die Druckstärke, eine Handbreit über dem Gießrohr gemessen, beachten! Der Druck darf nicht zu stark sein.

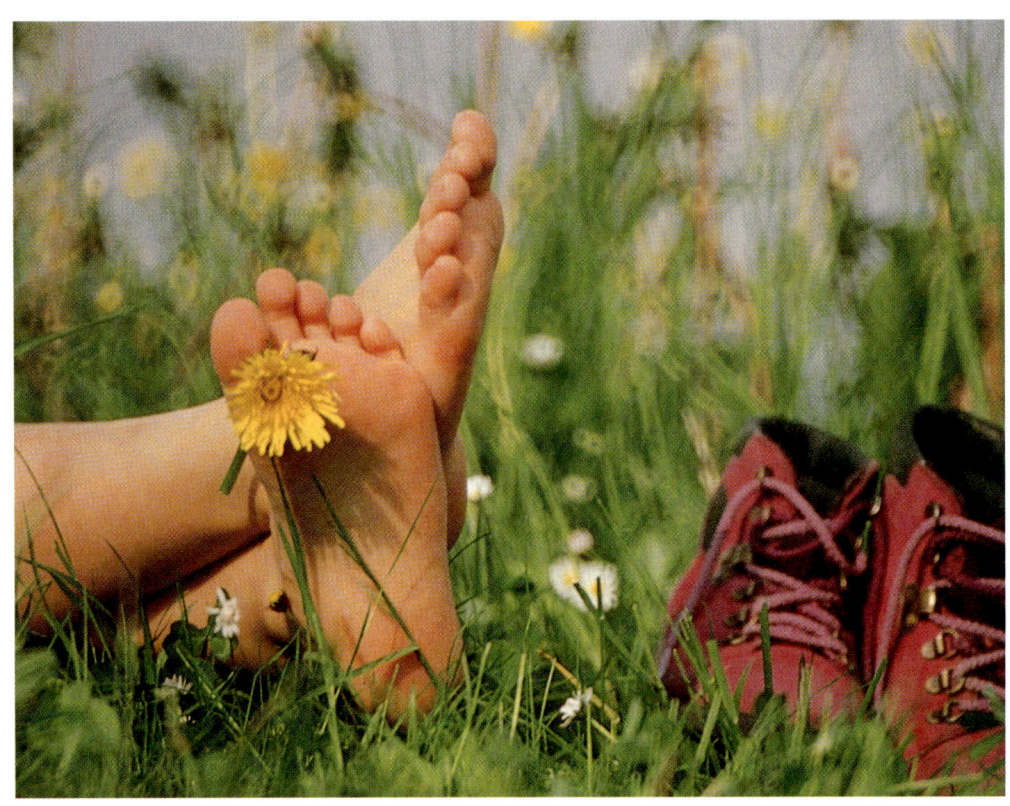

GRUNDPRINZIPIEN DER BEWEGUNGSPROGRAMME

Vielfach unbekannt ist, daß Pfarrer Kneipp in einem seiner Bücher ein großes Bewegungsprogramm dargestellt hat. Diese Übungen wurden als Grundlage für die folgenden Trainingsprogramme verwendet.

Die wichtigsten Thesen – und natürlich Kneipps Empfehlungen dazu – helfen, sinnvoll und ohne Überforderung einen Trainingseffekt zu erzielen. Die Übungswiederholungen sollten immer individuell, je nach Leistungszustand und Körperempfinden, gehandhabt werden.

These 1

Ganz regelmäßiges, tägliches Üben soll zum Grundsatz Nr. 1 werden, wobei ein 10- bis 15minütiges Übungsprogramm vollkommen ausreicht.

„Was wir wollen und suchen, das finden wir gewiß und auch die nötige Zeit dazu."

These 2

Langsam „vom Leichten zum Schweren" gehen, dem Leistungszustand entsprechend.

„Wenn das Turnen selbst oder die Dauer desselben über die Kräfte hinausgeht, wird es gewiß üble Folgen haben."

These 3

Leichte bequeme Kleidung anziehen, möglichst barfuß üben.

„Man kann das Barfußgehen recht gut als Zugpflaster nennen, das alle schlechten Stoffe in die Füße zieht und von da ausleitet."

These 4

Die Umgebung sollte dem Trainingsprogramm angepaßt sein, d.h., in freier Natur oder in einem gut gelüfteten Raum üben.

„Frische, reine Luft dringt bis in die äußersten Teile der Lungen. Es ist dies für die Bildung des Blutes sowie für dessen Reinigung ein höchst wichtiges Moment."

These 5

Die richtige Tageszeit auswählen, wobei die Übungen einen festen Platz im Tagesablauf haben sollten.

„Es sei jedoch bemerkt, daß man die Gymnastik nicht alsbald nach dem Essen betreiben soll, sondern erst 1–2 Stunden später."

These 6

Eine Kneippsche Anwendung verstärkt den Trainingseffekt und steigert die Leistungsfähigkeit des gesamten Organismus.

„Wie kann man so vielen Krankheiten vorbeugen, die das ohnehin schwere Berufsleben gar so bitter machen? Wie kann man so manche vorzeitigen Todesfälle verhüten? Man kann allerdings verschiedene Mittel empfehlen, aber unter allen ragen besonders zwei hervor: Erstens Übung der Körperkraft und zweitens Anwendung des Wassers!"

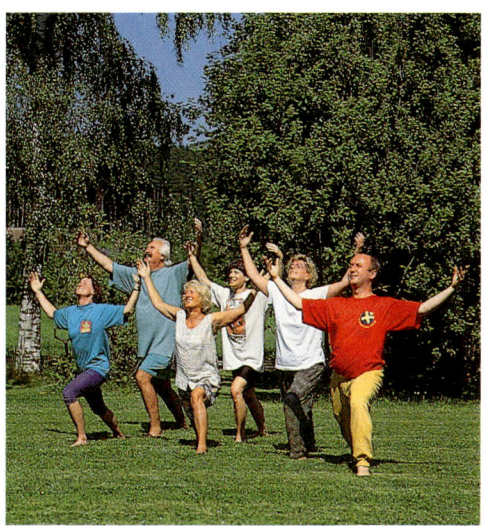

So macht das Training Spaß

STÄRKUNG DER ABWEHRKRÄFTE, ABHÄRTUNG UND HERZ-KREISLAUF-ANREGUNG

KNEIPPANWENDUNG: BARFUSSGEHEN

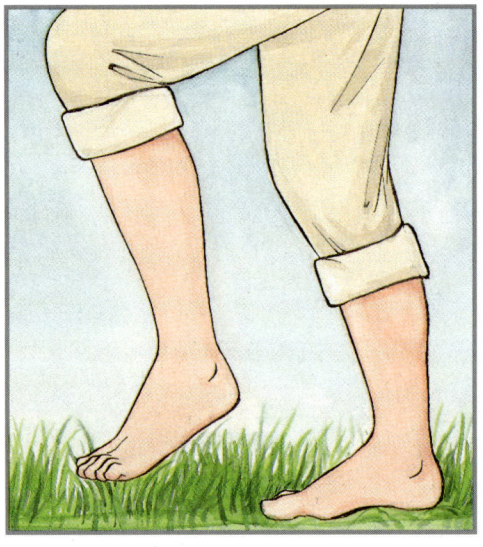

„Der Anfang zur Abhärtung bleibt immer das Barfußgehen. Es gewöhnt unsere Natur (den Körper) am meisten an die Erde. Dabei wird das Blut nach unten geleitet, der Blutumlauf geregelt und die Füße gekräftigt. Ebenso wirkt es auf den Unterleib. Blasenkatarrhe und Nierenerkrankungen werden gemildert und behoben.

Durch mannigfaltigste Weise kann geübt werden:
1. Des Morgens oder Abends mit einem Zimmerspaziergang, wobei die Füße vor desselben bis über die Knöchel einige Augenblicke ins kalte Wasser getaucht werden.
2. Eine überaus wirksame Art des Barfußgehens ist das Gehen im nassen Grase.
3. Eine noch größere Wirkung erzielt das Gehen im neugefallenen Schnee.“

Wirkung
- Stärkung des Immunsystems (Abhärtung)
- Reflektorische Stärkung der Unterleibsorgane
- Vorbeugung gegen Erkältungskrankheiten (reflektorisch)
- Hilfe bei Kopfschmerzen
- Kräftigung der Fußmuskulatur
- Venen-Wadenmuskel-Pumpe

Durchführung
Taulaufen am Morgen
- Mit warmen Füßen 2–3 Minuten über eine taufeuchte Wiese gehen
- Für die Wiedererwärmung sorgen (Socken anziehen, bewegen)

Zimmerspaziergang
- Die warmen Füße kurz bis über die Knöchel in kaltes Wasser tauchen
- Ohne die Füße abzutrocknen, 5–10 Minuten durch das Zimmer spazieren
- Für die Wiedererwärmung sorgen (Socken anziehen, bewegen)

Schneegehen
- Mit warmen Füßen durch frisch gefallenen Schnee gehen (10–20 Sekunden – bis ein Kältegefühl eintritt)
- Für die Wiedererwärmung sorgen (Socken anziehen, bewegen)

Tagsüber
- So oft wie nur möglich und überall barfuß gehen

„Die Füße müssen von der ‚Schuhmaschine‘ und den ‚Fußfoltern‘ so oft als möglich befreit werden."

HERZ-, KREISLAUF- UND STOFF-WECHSELANREGUNG

„Sollte jemand gar keine Gelegenheit zu körperlicher Arbeit finden, so möge er so gut es geht durch die vielfach eingeführte Zimmergymnastik Ersatz suchen. Die Zimmergymnastik bringt dem Körper mehrere Vorteile. Es werden lästige Gase ausgeleitet, das Blut kommt in größere Bewegung und wird den äußersten Körperteilen zugeführt. Die einzelnen Muskeln des Körpers werden geübt und gestärkt. Besonders empfehlenswert ist es, morgens einige Übungen anzustellen."

■ Recken und Strecken

Wirkung
Ein Weckreiz wird auf die Großhirnrinde ausgeübt, der Organismus belebt und erfrischt.

Durchführung
Ziehen Sie aus der Grundstellung die Arme im Wechsel weit nach oben, und bewegen Sie die Füße gezielt mit, nehmen Sie also den Zehenstand, den Fersenstand usw. ein.
Atmen Sie ruhig und gleichmäßig, stöhnen Sie, und dehnen Sie sich ausgiebig.

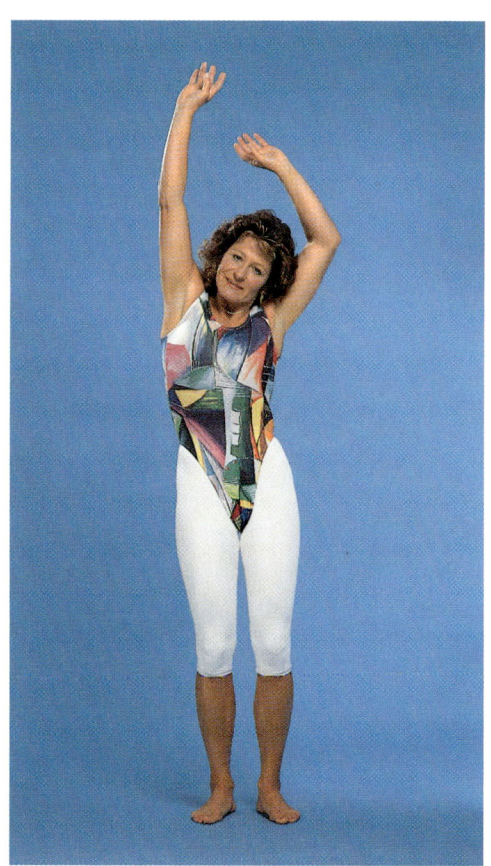

Recken und Strecken

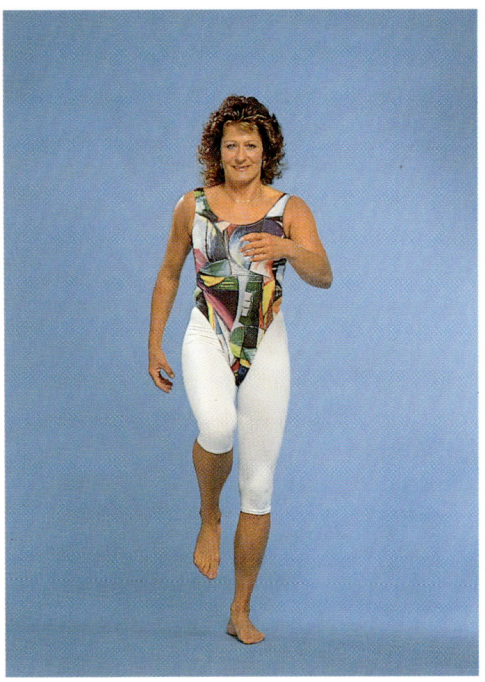

Walking

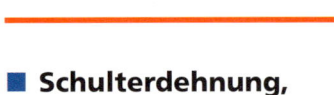

Schulter- und Brustmuskeldehnung

■ Walking

Wirkung

Gezieltes Fußabrollen macht die Sprunggelenke geschmeidig und beugt Verletzungsge-
fahren vor. Der Armeinsatz lockert die Schul-
tergelenke und beansprucht mehr Muskel-
gruppen, ist somit also kreislaufanregender.

Durchführung

Rollen Sie auf der Stelle im Wechsel die Füße
ab, und schwingen Sie dabei diagonal die Arme mit.

■ Schulterdehnung, Brustmuskeldehnung

Wirkung

Die Brustmuskulatur neigt durch das Vorhän-
gen der Schultern zur Verkürzung. Durch die
Dehnung wird außerdem die Brustwirbelsäule aufgerichtet.

Durchführung

Schieben Sie Ihren rechten Handballen nach
unten, den linken Handballen nach oben.
Nehmen Sie beide Arme weit zurück, dehnen
Sie sich (8–12 Sekunden halten), und atmen
Sie dabei ruhig weiter.

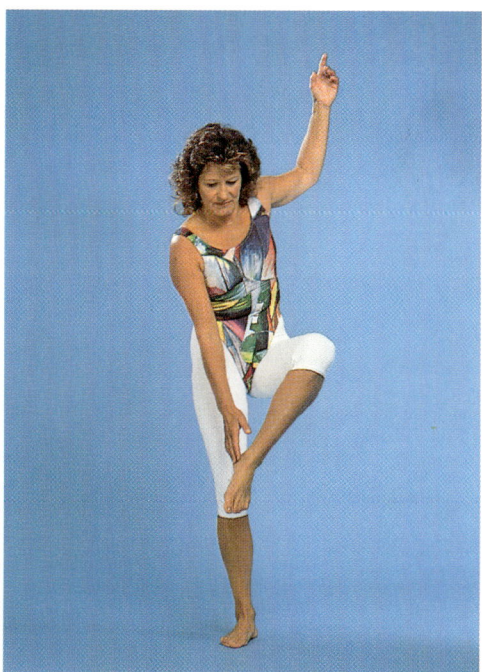

Schuhplattler

■ Schuhplattler

Wirkung

Eine gute Koordinationsfähigkeit hilft, daß
Bewegungsabläufe des Alltags geschmeidiger
und ökonomischer werden; Energieaufwand
und Sauerstoffbedarf werden geringer.

Durchführung

Nach vorne: Berühren Sie abwechselnd mit
der rechten Hand Ihre linke Ferse, mit der
linken Hand die rechte Ferse.
Nach hinten: Die rechte Hand berührt die lin-
ke Ferse, die linke Hand berührt die rechte
Ferse.
Üben Sie erst langsam, dann steigern Sie das
Tempo.

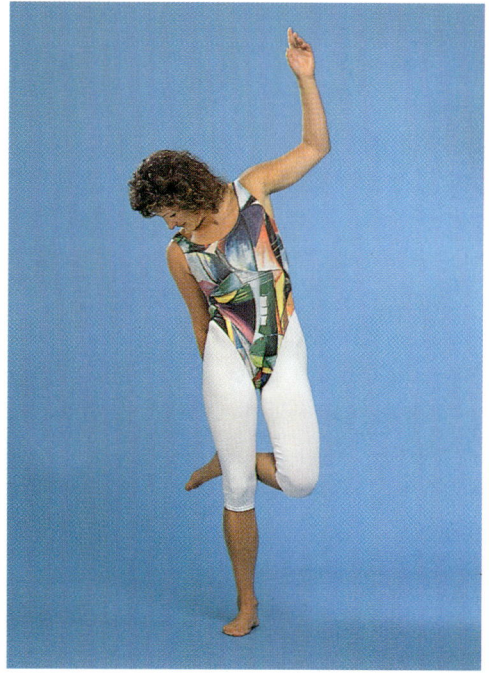

Schuhplattler

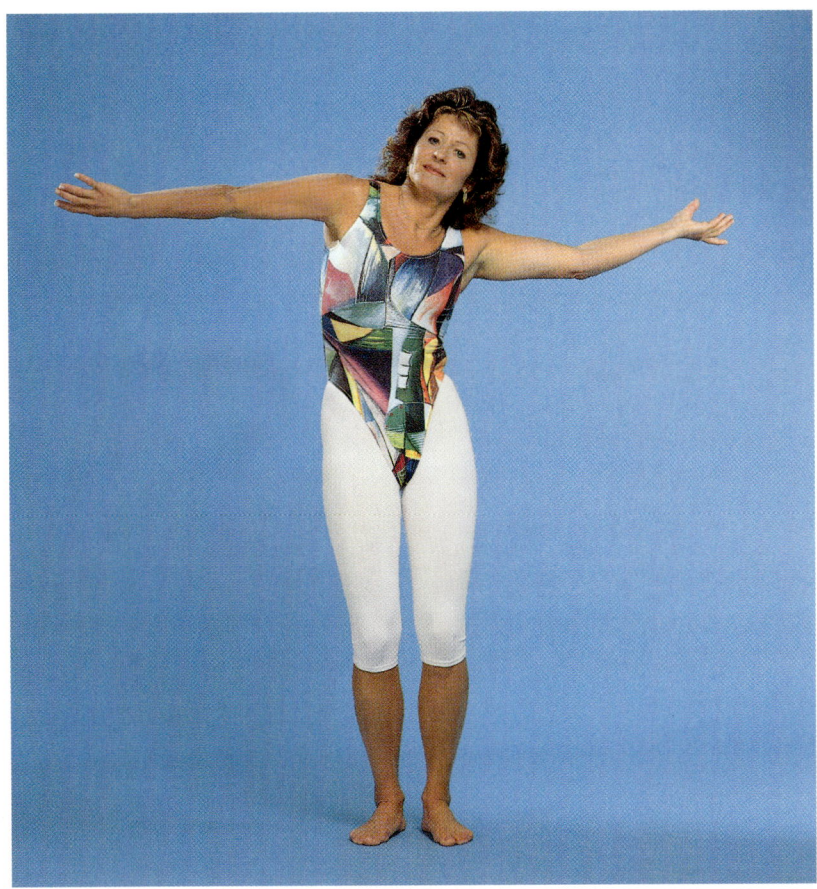

Schulterbeweglichkeit

■ Schulterbeweglichkeit

Wirkung
Die Schultersteife und die Bewegungsein-
schränkung der Arme werden verbessert oder
treten erst gar nicht auf.

Durchführung
Nehmen Sie die Arme in Seithalte, und drehen
Sie die Arme beidseitig und wechselseitig.
Denken Sie beim wechselseitigen Dehnen an
eine Schraube, und schauen Sie in Ihre geöff-
nete Hand.

■ Rumpfkreisen

Wirkung
Durch die leichte Druckmassage der Band-
scheiben wird die Stoffwechselversorgung der
Bandscheiben gefördert.

Durchführung
Die Hände sind über dem Kopf gefaltet. Ihre
Zeigefinger zeigen nach oben und beginnen,
kleine Kreise an die Decke zu malen; dabei
bewegt sich die ganze Wirbelsäule mit.
Kommen Sie nicht in die Rumpfbeuge oder in
eine extreme Hohlkreuzstellung, denn sonst
belasten Sie die Bandscheiben zu stark.

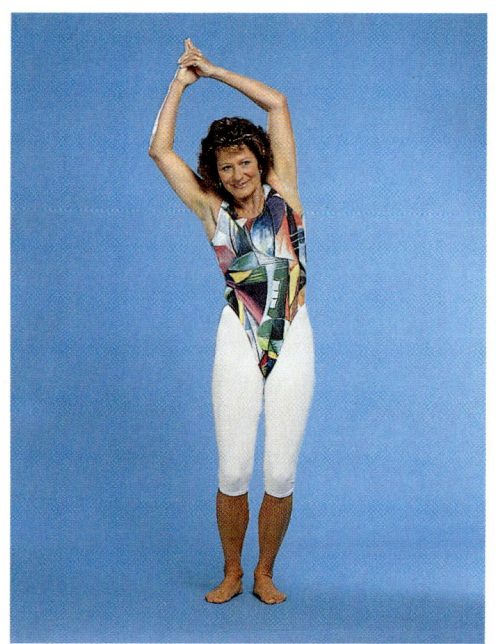

Rumpfkreisen

■ Zahlenschreiben

Wirkung
Die Ganzkörperbeweglichkeit und die Kreis-
lauftätigkeit werden gefördert.

Durchführung
Falten Sie die Hände, und schreiben Sie mit
den Armen große Zahlen (von 1–10); der ge-
samte Körper bewegt sich mit. Sie können be-
liebig viele Zahlen schreiben.
Halten Sie den Rumpf immer aufrecht, Sie
müssen also in die Knie gehen. Sprechen Sie
die Zahlen mit, dann fließt die Atmung viel
leichter.

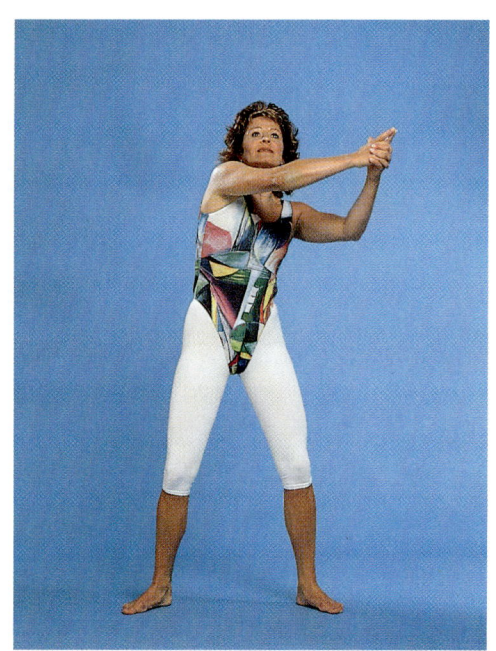

Zahlenschreiben

VERKRAMPFUNG UND VERSPANNUNG IN DER SCHULTER-NACKEN-MUSKULATUR

KNEIPPANWENDUNG: ANSTEIGENDER NACKENGUSS

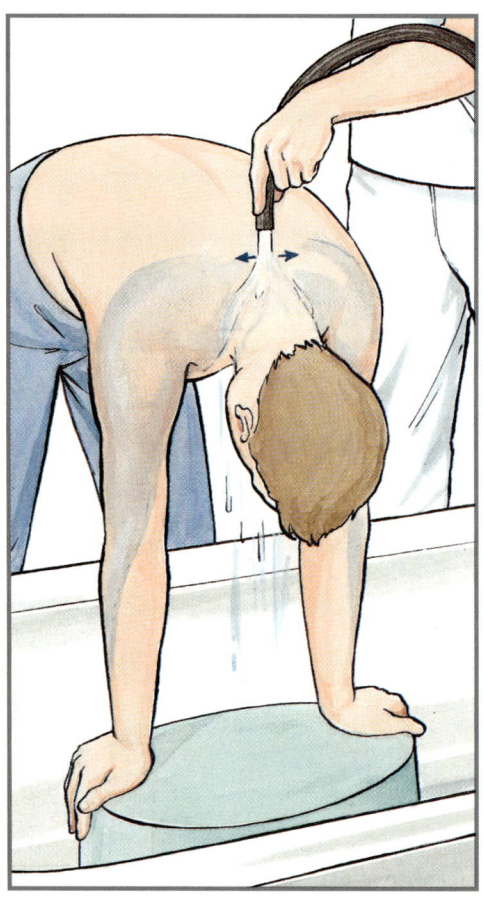

„In der Tat stärkt die Arbeit die Muskeln und wir können täglich die Wahrnehmung machen, daß diejenigen Menschen, welche niemals schwere Arbeit verrichten, keine Muskelkraft besitzen. Für Beamte, Büromenschen, Privatiers und solche, welche niemals Gelegenheit bekommen ihre Muskeln zu kräftigen und ihre Gelenke biegsam zu halten, erachte ich die Hausgymnastik für ein gutes Mittel."

Wirkung
- Entspannung und Entkrampfung der Schulter-Nacken-Muskulatur
- Hilfe bei Kopfschmerzen durch eine Mehrdurchblutung
- Förderung des allgemeinen Wohlbefindens

Durchführung
- Den Rumpf über die Bade- oder Duschwanne beugen
- Den Wasserstrahl (Druckstärke beachten!) langsam über den Nackenbereich laufen lassen
- Dabei die Wassertemperatur von ca. 35 °C auf 42–43 °C erhöhen (Verträglichkeit beachten!)
- Anschließend ein Handtuch um den Nacken wickeln und im Bett entspannen
- Auch eine kräftige Handtuchmassage ist sehr angenehm

ÜBUNGEN

■ Aufwärmen

Wirkung
Schwingübungen aktivieren den Kreislauf und den Stoffwechsel, schonen dabei aber die Gelenke.

Durchführung
Nehmen Sie die Grundstellung ein, und schwingen Sie beide Arme locker gegenläufig vor und zurück, seitwärts, im Achterkreis; die Knie dabei locker lassen.

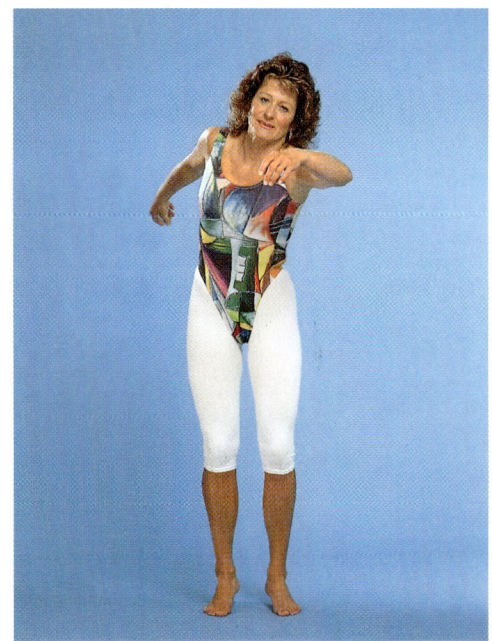

Aufwärmen

■ Kopfseitbeuge

Wirkung
Die Übung löst Schulterverspannungen, hilft bei Kopfschmerzen und dehnt den zur Verkürzung neigenden Muskel (Schulterblattheben).

Durchführung
Ziehen Sie Ihr rechtes Ohr zur rechten Schulter, und dehnen Sie dabei mit der linken Hand in Richtung Boden (gegengleich).
Halten Sie die Dehnung 8–12 Sekunden. Atmen Sie ruhig weiter, und lächeln Sie dabei. Anschließend die Übung zur linken Seite durchführen.

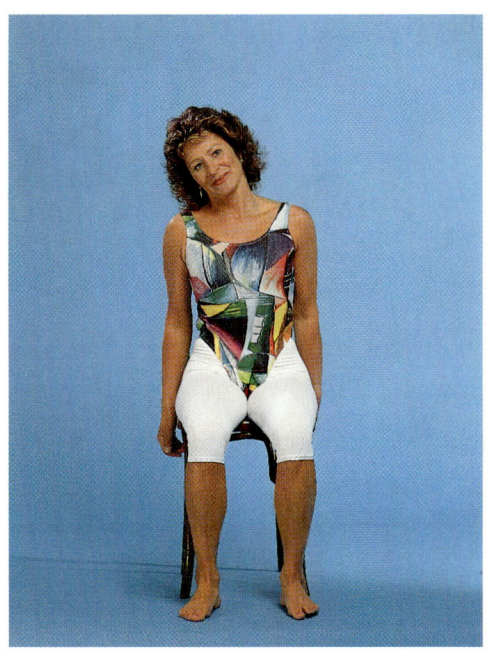

Kopfseitbeuge

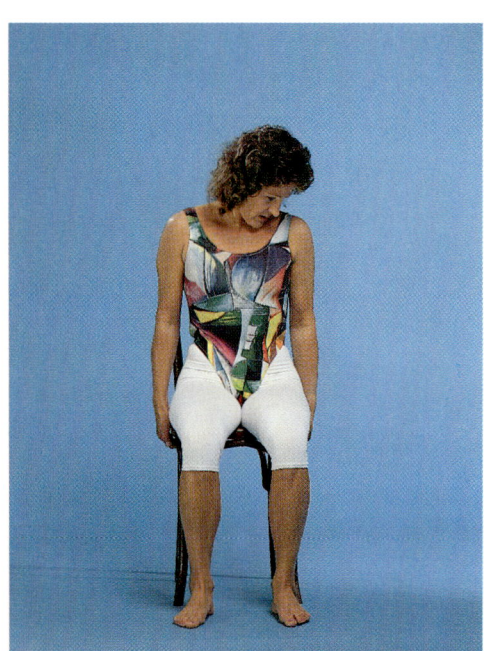

Kopfhalbkreis

■ Kopfhalbkreis

Wirkung
„Dieses Kopfdrehen ist gut bei steifem Nacken, um ihn allmählich gelenkiger zu machen."

Durchführung
Ziehen Sie das Kinn von der rechten Schulter im Halbkreis zur linken Schulter.
Beschreiben Sie aber keinen ganzen Kreis, da sonst die Halswirbelsäule zu stark belastet wird.

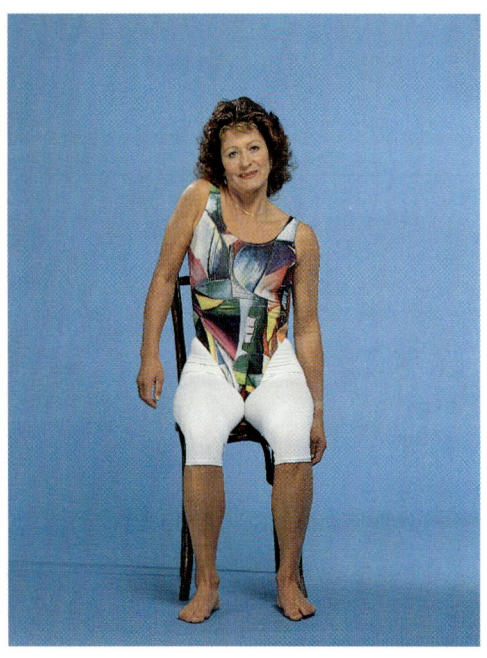

Schulternheben

■ Schulternheben

Wirkung
„Bei Schwäche der Muskeln der Schultern ist das sogenannte Schulternheben gut."

Durchführung
Lassen Sie die Arme seitwärts am Körper herunterhängen. Heben Sie dann beide Schultern gleichzeitig oder im Wechsel an, dann senken Sie sie langsam wieder. Üben Sie immer mit aufrechter Wirbelsäule, und lockern Sie sich kräftig.

■ Schulternkreisen

Wirkung
Die Übung fördert die Schulterbeweglichkeit und ist eine ideale Konzentrations- und Koordinationsübung.

Durchführung
Lassen Sie die Schultern zurück-, aber auch gegeneinander kreisen, und atmen Sie dabei ruhig weiter.
Bewegen Sie beim Gegeneinanderkreisen bewußt die linke Schulter nach vorne und die rechte Schulter zurück.

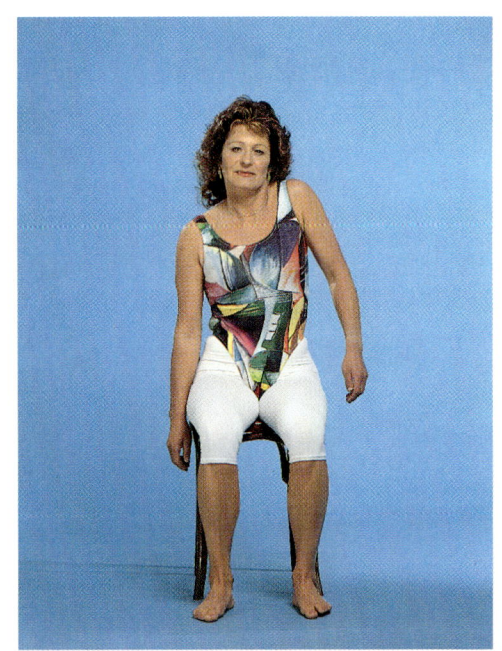

Schulternkreisen

■ Schulterblattziehen

Wirkung
„Diese Übung dient vorzüglich bei schlaffer Haltung, krummem Rückgrat und Atembeschwerden."

Durchführung
Fassen Sie mit den Händen die Stuhllehne. Ziehen Sie jetzt die Schulterblätter zusammen, und lösen Sie sie wieder (evtl. gegen die Stuhllehne drücken).
Halten Sie die Dehnung für den Brustmuskel 8–12 Sekunden.

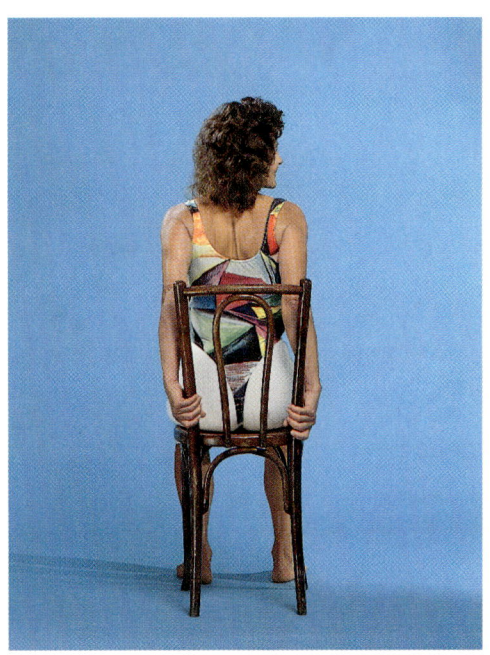

Schulterblattziehen

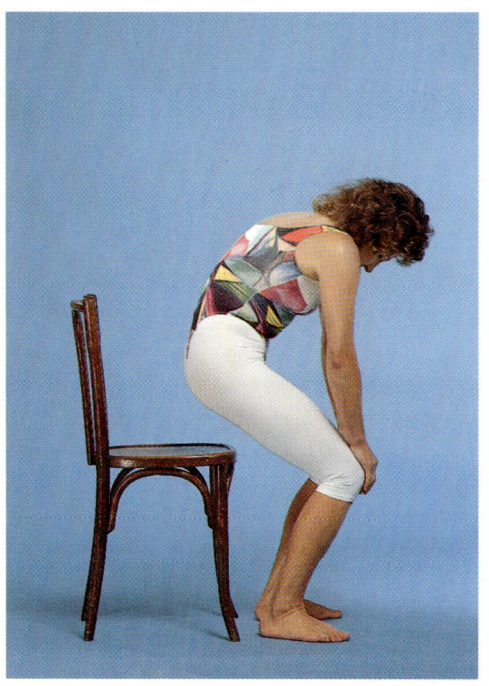
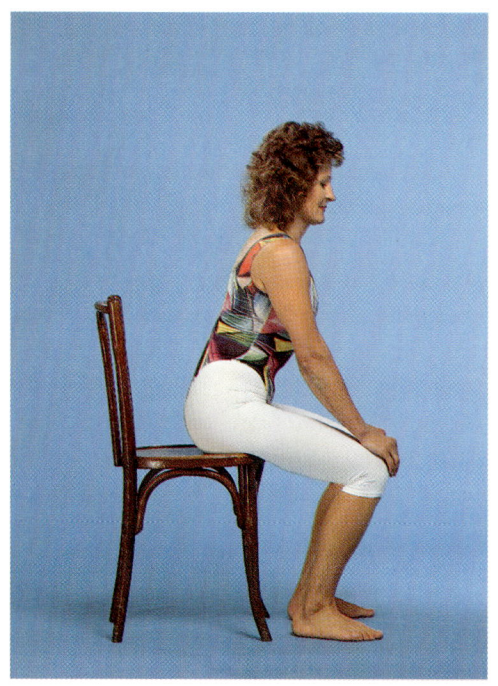

Rückenstreckerdehnung: runder Rücken   Rückenstreckerdehnung: gerader Rücken

■ Rückenstreckerdehnung

Wirkung

Die Übung fördert die Wirbelsäulenbeweglichkeit, kräftigt die Oberschenkel beim Gesäßheben und ist eine hervorragende Rückenentlastung bei zu langem einseitigem Sitzen.

Durchführung

Legen Sie im Sitzen die Hände auf die Knie. Machen Sie zuerst den Rücken rund, dann richten Sie ihn wieder gerade auf. Lächeln Sie.
Üben Sie langsam, und spüren Sie die Dehnung bewußt. Das Gesäß bitte etwas vom Stuhl abheben.

MÜDE BEINE UND HALTUNGSSCHWÄCHE DURCH EINSEITIGES SITZEN

KNEIPPANWENDUNG: WASSERTRETEN

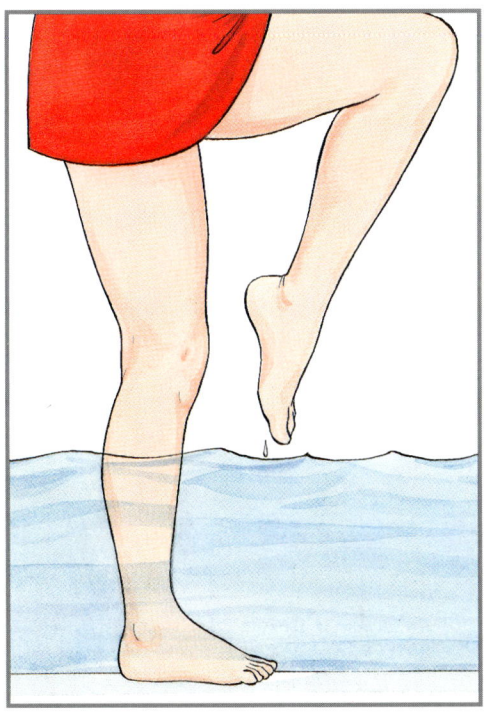

Staub und Schmutz aufnehmen muß und nie gründlich gereinigt wird? Wird sie nicht eines Tages im vollsten Betriebe auf einmal stille stehen oder zusammenbrechen? So geht es vielen, wenn die erforderliche Körpertätigkeit nicht eingehalten wird."

Wirkung

- „Beruhigungspille" des Kneippianers
- Hilfe bei müden Beinen
- Förderung des venösen Rückflusses
- Stoffwechselanregung
- Hilfe bei Kopfschmerzen
- Allgemeine Durchblutungsförderung
- Hilfe bei Einschlafstörungen
- Stärkung der Abwehrkräfte

Durchführung

- Die Badewanne oder einen großen Eimer (billiger) mit kaltem Wasser füllen (Kniehöhe)
- Nur mit warmen Füßen im Storchenschritt marschieren, bis ein Kältegefühl eintritt (nach ca. 1–2 Minuten)
- Für die Wiedererwärmung sorgen (Socken anziehen, bewegen, ins Bett legen)

„Ist überhaupt die menschliche Natur einer Maschine ähnlich, so stelle ich die Frage: Wie geht es der Maschine, die nicht fleißig geschmiert wird, die im Getriebe täglich viel

„Ein regelmäßiger Blutumlauf kann auch durch keine Medikamente, mögen sie heißen, wie sie wollen, bewirkt werden. Ein solches Meisterstück kann nur das Wasser liefern."

ÜBUNGEN

■ Aufwärmen

Wirkung
Das Aufwärmen bringt den Kreislauf in
Schwung, macht die Sprunggelenke beweglich und dient auch als Venenmuskelpumpe
bei langem Sitzen.

Durchführung
Halten Sie sich an der Stuhllehne fest, und
schieben Sie die Füße im Wechsel unter den
Stuhl – und Ausfallschritt. Atmen Sie dabei
ruhig weiter, und lächeln Sie.

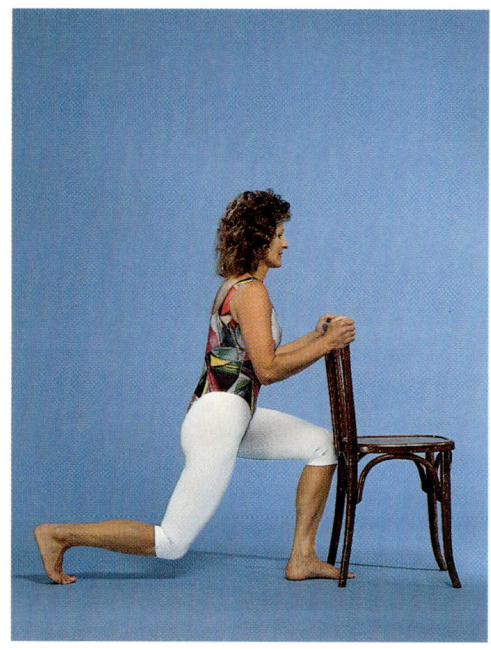

Aufwärmen

■ Stuhlgang bzw. -lauf

Wirkung
Zusätzliche Steigerung oder Variationsmög-
lichkeit zur Aufwärmübung.

Durchführung
Gehen bzw. laufen Sie um den Stuhl herum:
Zuerst rechts vor, dann links vor, zum Schluß
im Kreis.
Rollen Sie dabei die Sprunggelenke ab.

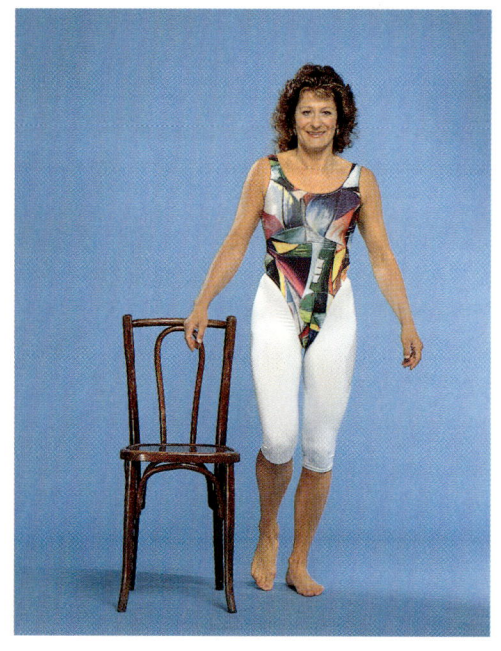

Stuhlgang bzw. -lauf

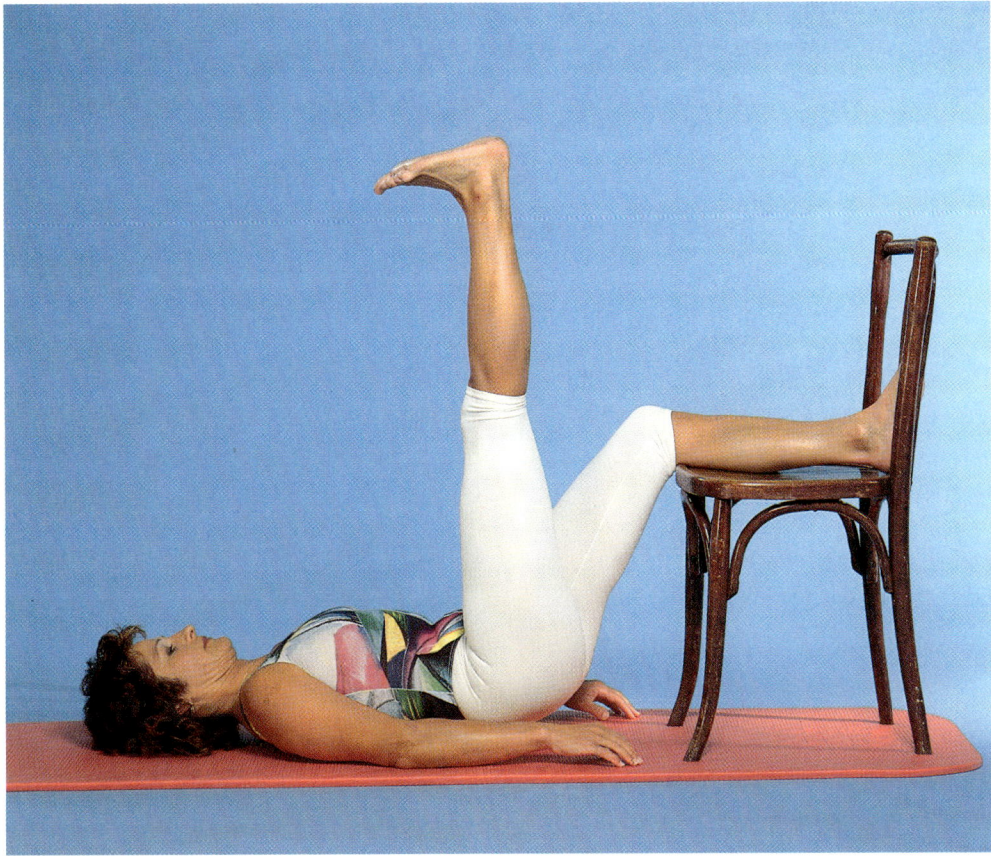

Ischiasdehnung

■ Ischiasdehnung

Wirkung

Durch zu vieles Sitzen neigt die rückwärtige Oberschenkelmuskulatur zur Verkürzung. Rücken- und Ischiasbeschwerden können sich einstellen.

Bei mehreren Wiederholungen stellt diese Übung eine wirksame Linderungs- und Vorbeugungsmaßnahme dar.

Durchführung

Gehen Sie in Rückenlage, und legen Sie die Beine auf den Stuhlsitz, die Kniekehle ist an der Stuhlkante. Strecken Sie jetzt das rechte Bein senkrecht zur Decke, und ziehen Sie die Fußspitze heran. Dann dehnen Sie die Beinmuskeln. (Übung auch gegengleich ausführen.)

Halten Sie die Dehnung 8–12 Sekunden, wobei ein Dehnreiz spürbar werden sollte.

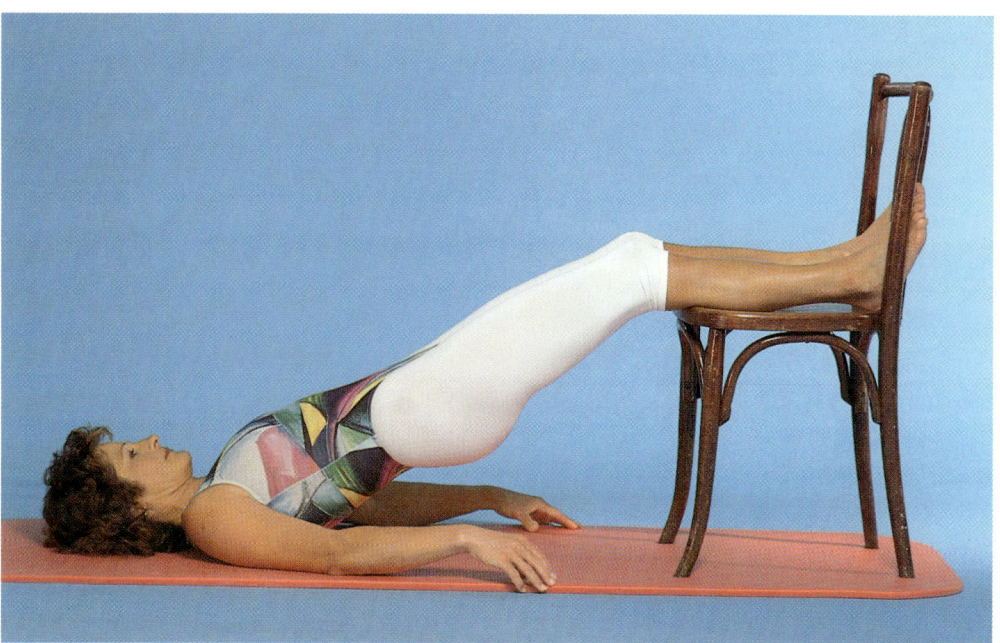

Pospanner

■ Pospanner

Wirkung

Durch das Poheben wird zusätzlich die oft geschwächte Gesäßmuskulatur gekräftigt.

Durchführung

Wie die vorangegangene Übung, dabei aber das Gesäß abheben. Lösen und spannen Sie Bauch- und Gesäßmuskeln.

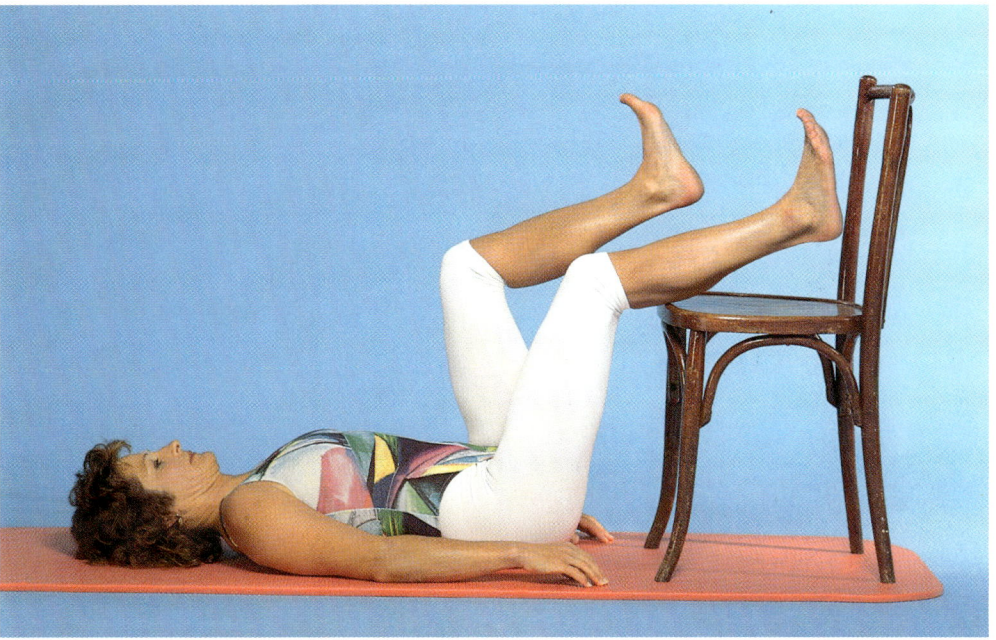

Bauchspanner

■ Bauchspanner

Wirkung

Die gerade Bauchmuskulatur wird gekräftigt, das Becken stabilisiert: Für die Rumpfvorderseite und die inneren Organe wird eine Muskelstütze erreicht.

Durchführung

Heben Sie beide Knie gleichzeitig vom Stuhl ab – im Wechsel berührt die rechte und linke Kniekehle kurz den Stuhl. Drücken Sie die Lendenwirbelsäule dabei fest auf die Unterlage. Lassen Sie den Atem ruhig fließen, und achten Sie auf langes Ausatmen.

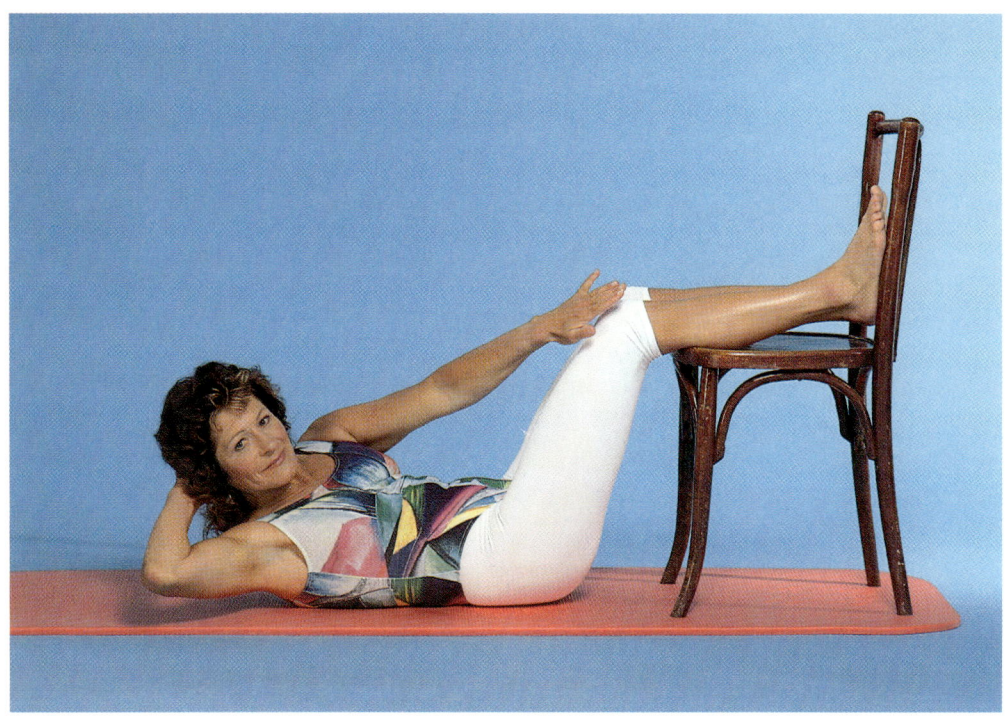

Bauchspanner (Schrägmuskeln)

■ Bauchspanner (Schrägmuskeln)

Wirkung

Die schräge Bauchmuskulatur wird gekräftigt und somit die Rumpfstabilität der vorangegangenen Übung noch mehr intensiviert. Die Taille wird schlank, der „mittlere Ring" verschwindet.

Durchführung

Legen Sie die rechte Hand in den Nacken, und ziehen Sie die linke Hand zum rechten Knie.

Benützen Sie die Hand als Nackenstütze; üben Sie keinen Druck oder Zug auf die Halswirbelsäule aus. Lächeln Sie dabei.

Übung gegengleich wiederholen.

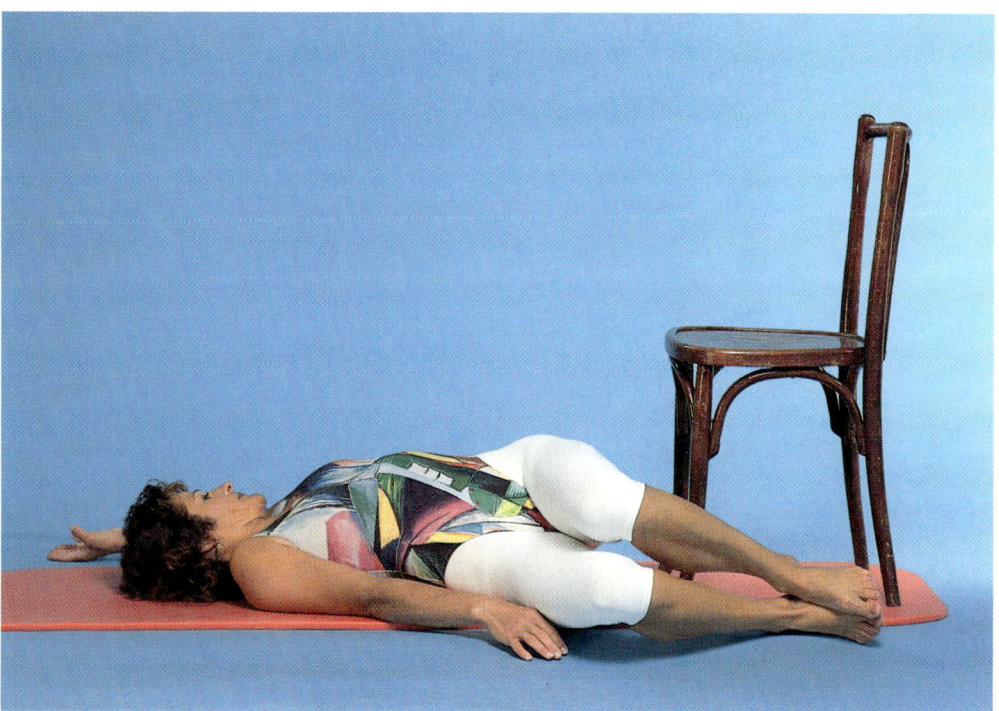

Stuhlrolle

■ Stuhlrolle

Wirkung

Als Spannungsausgleich der Muskulatur sollte nach einer Kräftigung immer eine Dehnung
folgen. Somit stellt diese Übung eine Ergän-
zung zu den vorhergehenden Übungen dar.

Durchführung

Rollen Sie beide Knie nach rechts, und
strecken Sie den linken Arm zurück – dehnen.
Halten Sie die Dehnung 8–12 Sekunden;
atmen Sie evtl. in diese Flankenseite hinein.
Übung gegengleich wiederholen.

STOFFWECHSELSTÖRUNGEN (KALTE HÄNDE) UND STEIFE GELENKE

KNEIPPANWENDUNG: WECHSELARMBAD

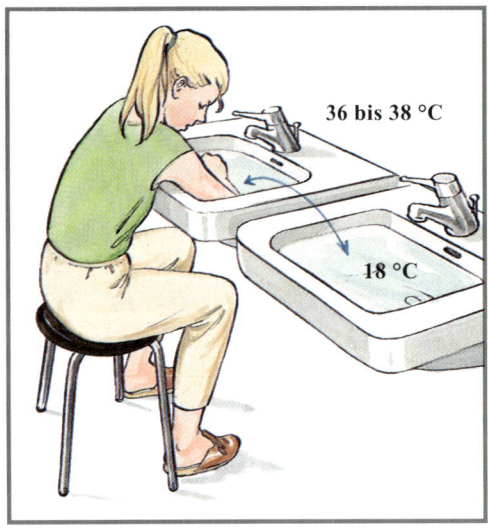

„Diese Übungen sowie das Beugen und Strecken der Finger sind gut beim Schreibkrampf, nach ermüdender Tätigkeit der Hände sowie bei Nackensteife und Gelenksteifheit."

Wirkung
■ Hilfe bei kalten Händen
■ Gefäßtraining bei Durchblutungsstörungen der Arme
■ Hilfe bei rheumatischen und gichtigen Erkrankungen der Arme und Hände
■ Stabilisierung des vegetativen Nervensystems

Durchführung
■ Je 1 Waschbecken mit warmem (ca. 38 °C) und mit kaltem Wasser (ca. 18 °C) füllen
■ Die Arme zuerst 4–5 Minuten in das warme Wasser, anschließend 10 Sekunden ins kalte Wasser tauchen
■ Insgesamt zweimal wiederholen, mit dem kalten Wasser aufhören; das Wasser nur abstreifen
■ Für die Wiedererwärmung sorgen (Kleidung anziehen, bewegen, ins Bett legen)

ÜBUNGEN

■ Aufwärmen

Wirkung
Die gerade Körperhaltung wird ganz bewußt erlebt und geübt.

Durchführung
Legen Sie zur Haltungskorrektur ein Buch auf den Kopf. Dann gehen Sie hoch in den Zehenstand und zurück in den Fersenstand.

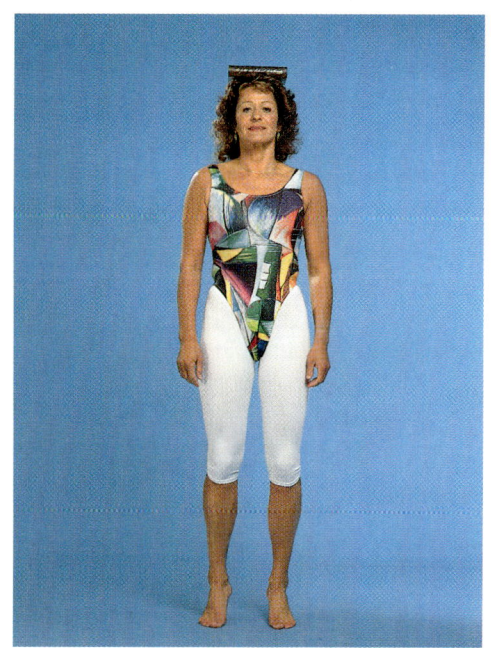

Aufwärmen

■ Laufen

Wirkung
Dient zum zusätzlichen Aufwärmen, wobei hier das „rückenfreundliche Aufheben" geübt wird.

Durchführung
Legen Sie das Buch beim Laufen im Wechsel einmal rechts und links ab, und nehmen Sie es rückengerecht wieder auf.
Beim Buchablegen gehen Sie in die Knie; dabei lassen Sie den Rücken ziemlich gerade.

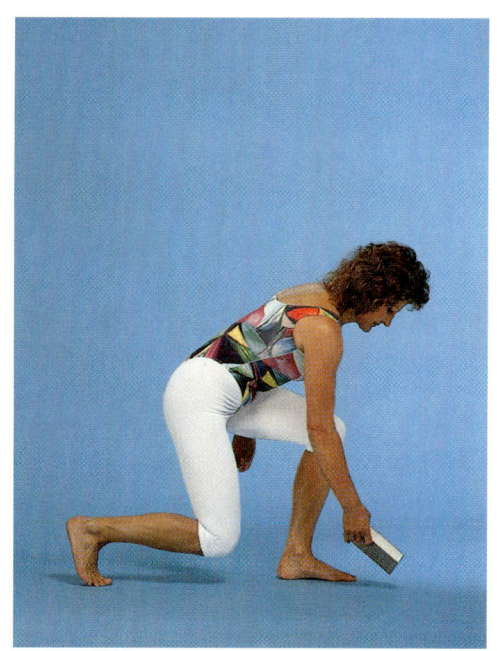

Laufen

■ Handbeugen und -strecken

Wirkung
Ideal bei langer Computer- und Schreibmaschinentätigkeit, um einer Überbeanspruchung entgegenzuwirken.

Durchführung
Halten Sie die Arme mit den Büchern in Seithalte, die Handflächen zeigen nach oben. Beugen Sie das Handgelenk nach unten, dann strecken Sie es wieder.
Beachten Sie die Grundstellung: also Knie locker lassen, Gesäß und Bauch spannen, Schulterblätter zusammenziehen, Kopf aufrichten.

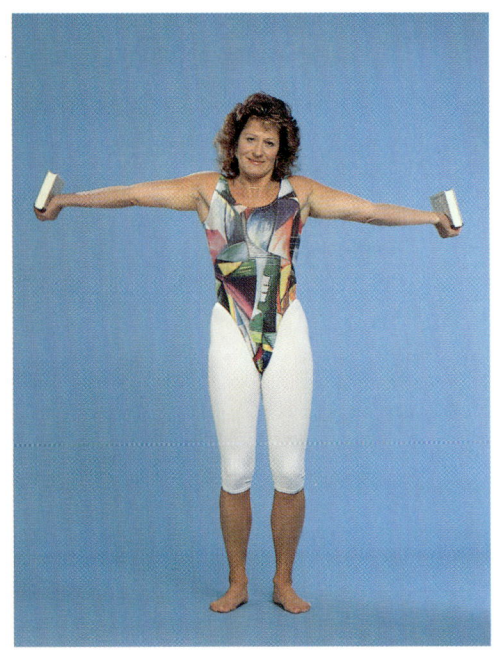

Handbeugen und -strecken

■ Armheben

Wirkung
Die Rundrückenhaltung verbessert sich, die Brustwirbelsäule wird aufgerichtet, die obere Rückenmuskulatur gekräftigt.

Durchführung
Wie die vorangegangene Übung, hier jedoch zusätzlich beide Arme heben und wieder senken.
Lassen Sie die Arme gestreckt, und atmen Sie ruhig weiter.

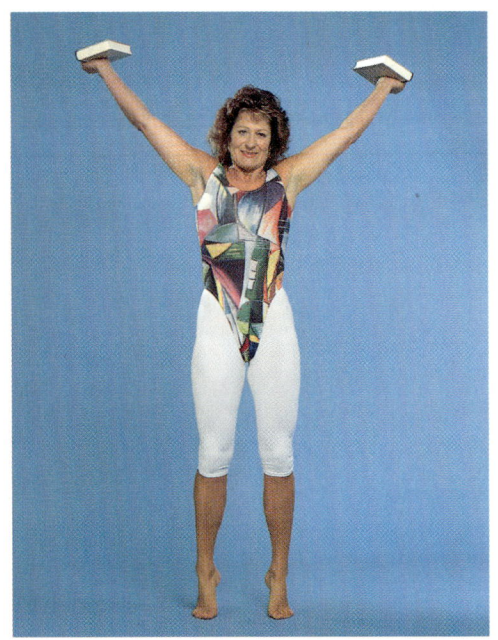

Armheben

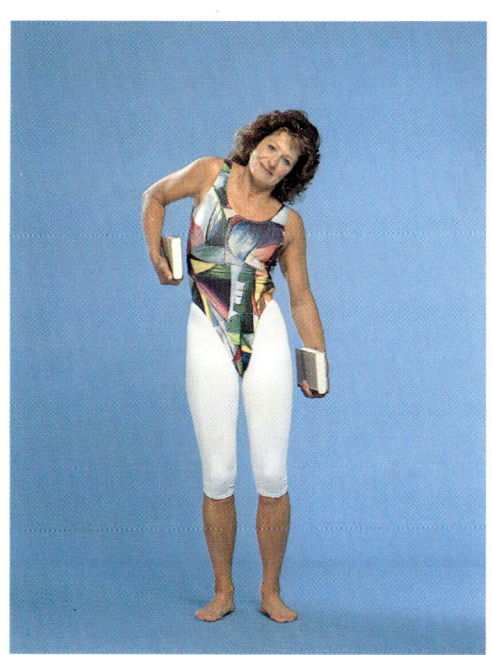

Gewichtheben

■ Gewichtheben

Wirkung

Fördert die Beweglichkeit der Wirbelsäule, erleichtert Alltagsarbeiten, wie z.B. Taschen, Bücher, Aktenordner usw. zu tragen.

Durchführung

Die Arme hängen seitlich am Körper. Drehen Sie die Bücher zur Hüfte, und ziehen Sie gleichzeitig und wechselseitig die Ellbogen hoch.

Denken Sie beim Ellbogenhochziehen an das Aufheben von Einkaufstaschen, und atmen Sie ruhig weiter.

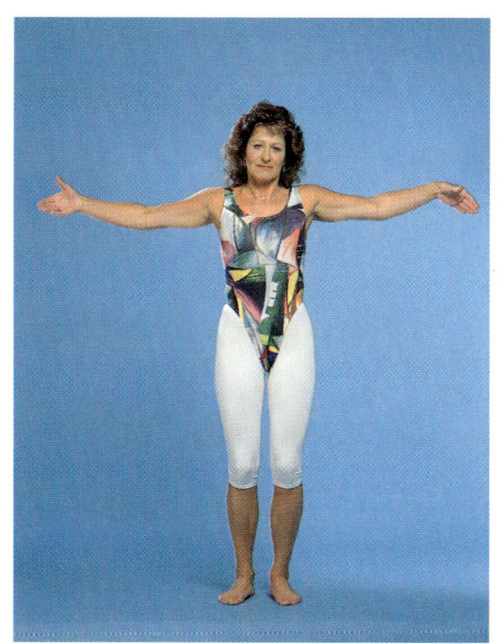

Handachter

■ Handachter

Wirkung

Hilft bei rheumatischen Beschwerden, fördert die Gelenkbeweglichkeit.

Durchführung

Die Arme sind in Seithalte, mit den Händen schreiben Sie gleichzeitig „88".

Halten Sie den Rücken aufrecht, und dehnen Sie die Arme leicht zurück. Zum Lockern die Bücher weglegen.

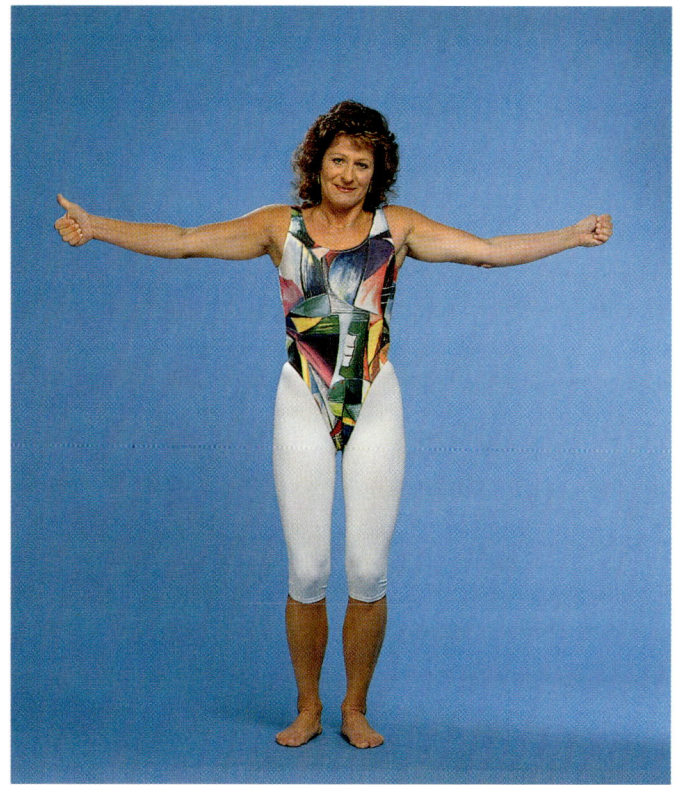

Daumenübung

■ Daumenübung

Wirkung

Fördert die Beweglichkeit der Fingergelenke und schult die Koordinationsfähigkeit, um viele Tätigkeiten des Alltags besser durchführen zu können.

Durchführung

Die Arme sind in Hochhalte. Halten Sie den Daumen fest, und strecken Sie ihn weg (auch wechselseitig).
Durch bewußte Vorstellung ist diese Koordinationsübung leicht zu lernen; evtl. zur Konzentrationsverbesserung die Augen kurz schließen.

RÜCKENBESCHWERDEN

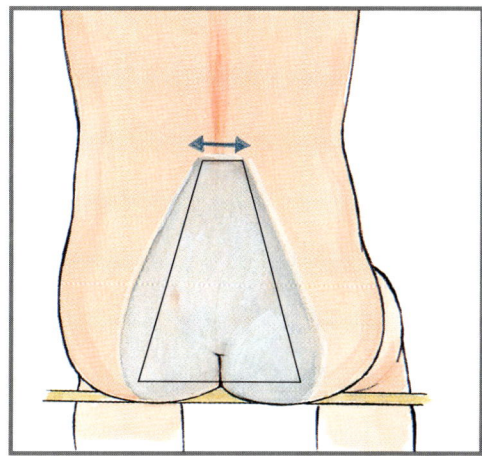

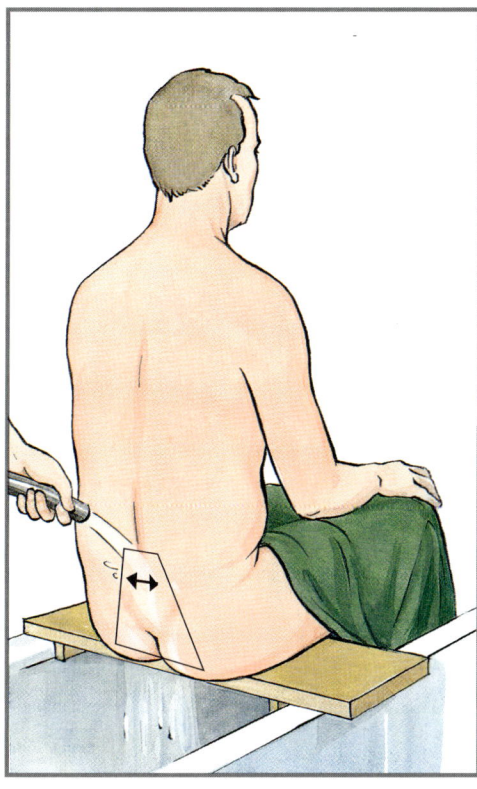

„Es empfiehlt sich, den Körper, der leider nur zu oft bei der Arbeit eine gebeugte Stellung einnimmt, recht gerade zu halten und die Brust herauszubiegen. Für die in derselben befindlichen Organe ist es besonders gut, wenn man die Hände etwa in der Mitte des Rückens zusammenlegt."

Wirkung

■ Hilfe bei Hexenschuß

■ Linderung von Beschwerden im Lendenwirbelsäulenbereich (LWS-Syndrom)

■ Hilfe bei Muskelverkrampfungen und Verspannungen

■ Reflektorische Wirkung auf die Bauch- und Beckenorgane

Durchführung

■ Auf einem Hocker sitzend: In der Bade- oder Duschwanne den Wasserstrahl im Lendenbereich ca. 10–12 Minuten hin- und her bewegen

■ Die Temperatur von 35 °C auf ca. 43 °C (Verträglichkeit beachten!) langsam ansteigen lassen

■ Anschließend ein Handtuch und eine Wolldecke um die Lendenwirbelsäule wickeln

■ Bei Stufenlagerung (die Beine auf mehrere Kissen oder Polster legen) im Bett entspannen

ÜBUNGEN

■ Aufwärmen

Durchführung

Schwingen Sie die Arme und Beine gleichseitig und wechselseitig, auch zueinander
und auseinander – dabei die Knie immer
locker mitschwingen.

Das Aufwärmen ist ein wichtiger Faktor des
Übungsprogramms und sollte ganz individuell
gestaltet werden.

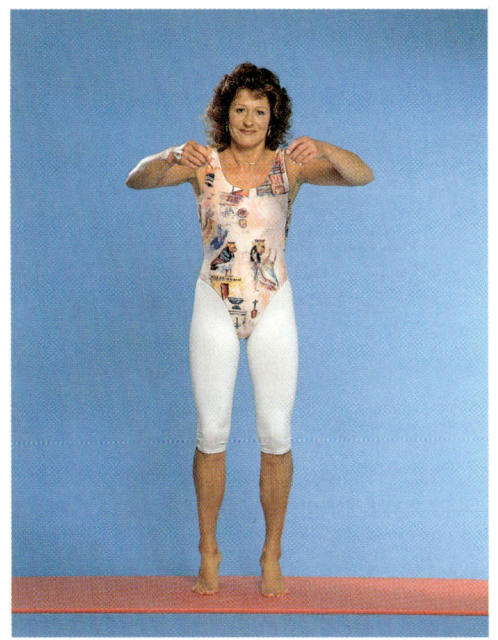

Aufwärmen

■ Ganzkörperkräftigung

Wirkung

Kräftigung der gesamten Rücken- sowie der
Arm- und Beinmuskulatur.

Durchführung

Vierfüßlerstand auf den Händen: Stellen Sie
die Zehen auf, und heben Sie die Knie etwas
vom Boden ab. Spannen Sie Po- und Bauchmuskulatur an.

Lassen Sie den Rücken gerade – der Kopf ist
die Verlängerung der Wirbelsäule. Ruhig atmen und dabei lächeln. Evtl. nur ein Knie anheben.

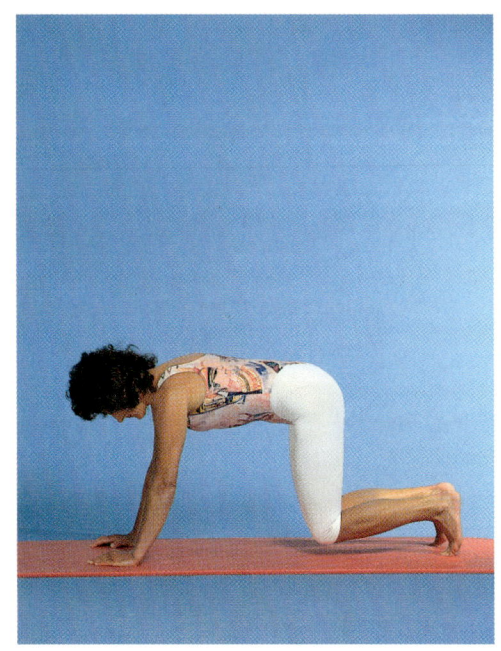

Ganzkörperkräftigung

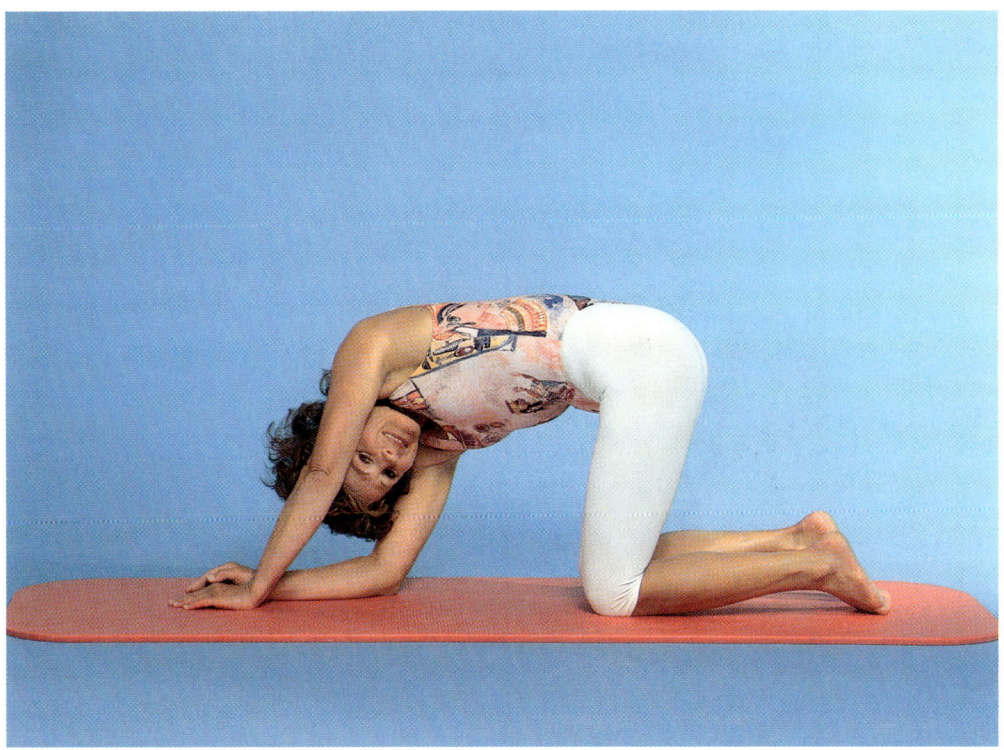

Hündchenstellung

■ Hündchenstellung

Wirkung
Für alle Menschen mit Rundrücken eine gute
Dehnmöglichkeit. Fördert auch die Beweg-
lichkeit der Wirbelsäule.

Durchführung
Vierfüßlerstand: Legen Sie die Ellbogen eng
zusammen nebeneinander ab, dann strecken
Sie den linken Arm im Ellbogengelenk ganz,
spüren Sie die Dehnung im oberen Rücken-
bereich.
Schauen Sie unter dem gestreckten Arm
durch, lächeln (vielleicht zum mitmachenden
Partner?).
Halten Sie die Dehnung 8–12 Sekunden.

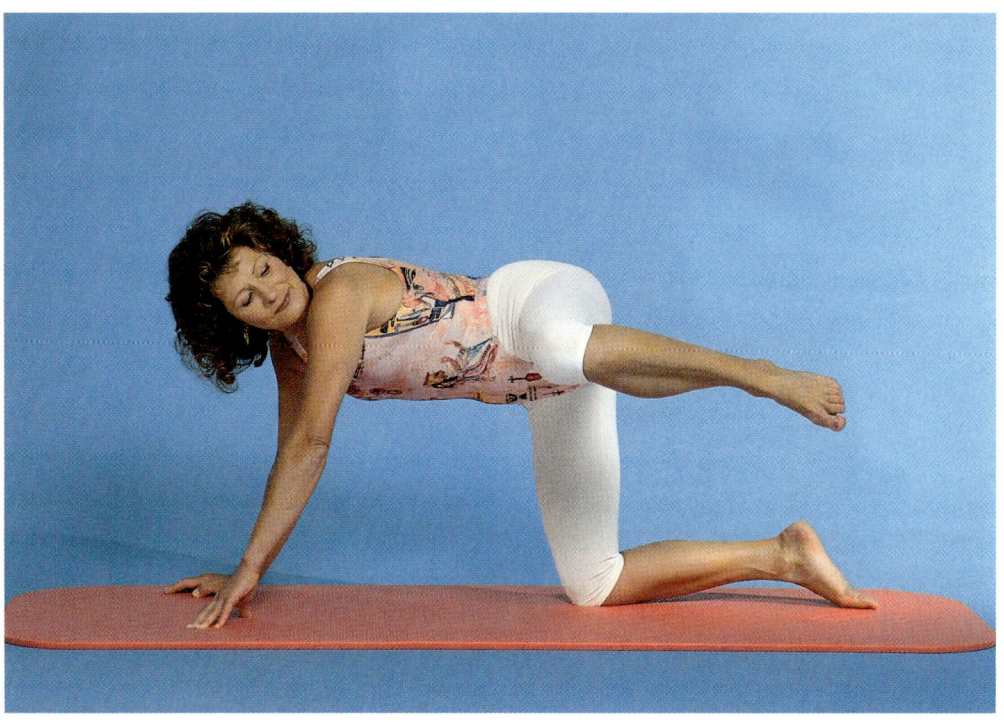

Gassi gehen

■ Gassi gehen

Wirkung

Gesäßmuskelkräftigung. Stabilisiert auch im Lendenbereich.

Durchführung

Vierfüßlerstand: Heben Sie Ihr linkes ange-winkeltes Bein seitlich ab.
Ihr Knie zeigt nach oben, nicht die Ferse.
Bewegen Sie das Bein 6- bis 10mal auf und ab.
Übung gegengleich wiederholen.

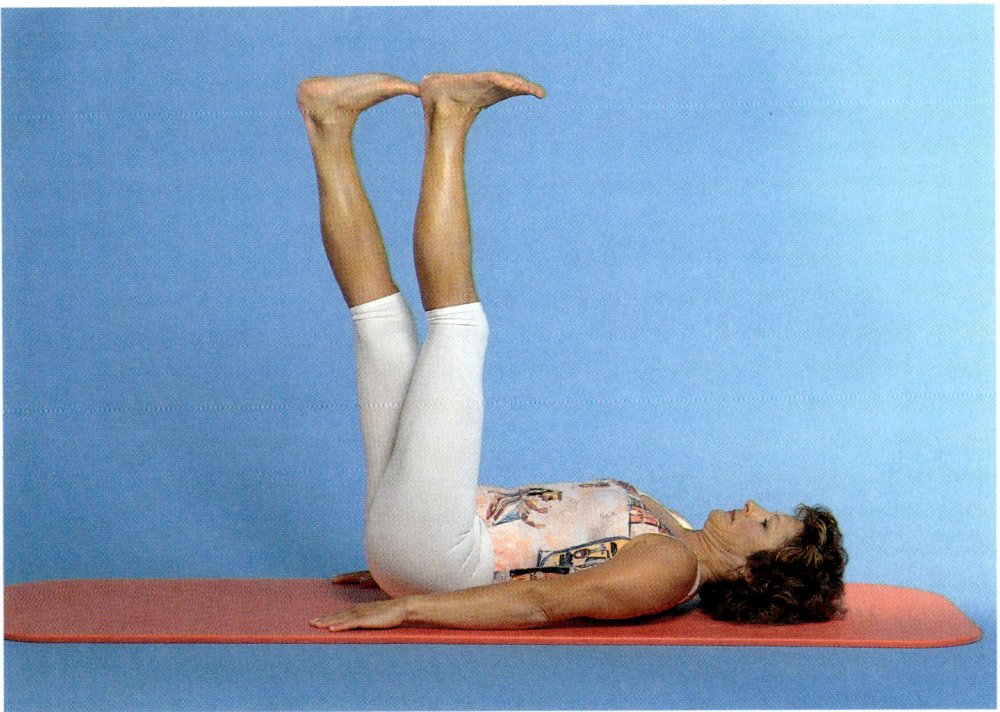

Ischiasdehnung

■ Ischiasdehnung

Wirkung

Ischiasbeschwerden haben ihre Ursache in verkürzten rückwärtigen Oberschenkelmuskeln. Diese Übung verschafft Linderung.

Durchführung

Rückenlage: Strecken Sie beide Beine senkrecht zur Decke, die rechte Fußspitze drückt gegen die linke Ferse.
Halten Sie die Dehnung 8–12 Sekunden, und spüren Sie den Dehnreiz. Ruhig atmen.
Übung gegengleich wiederholen.

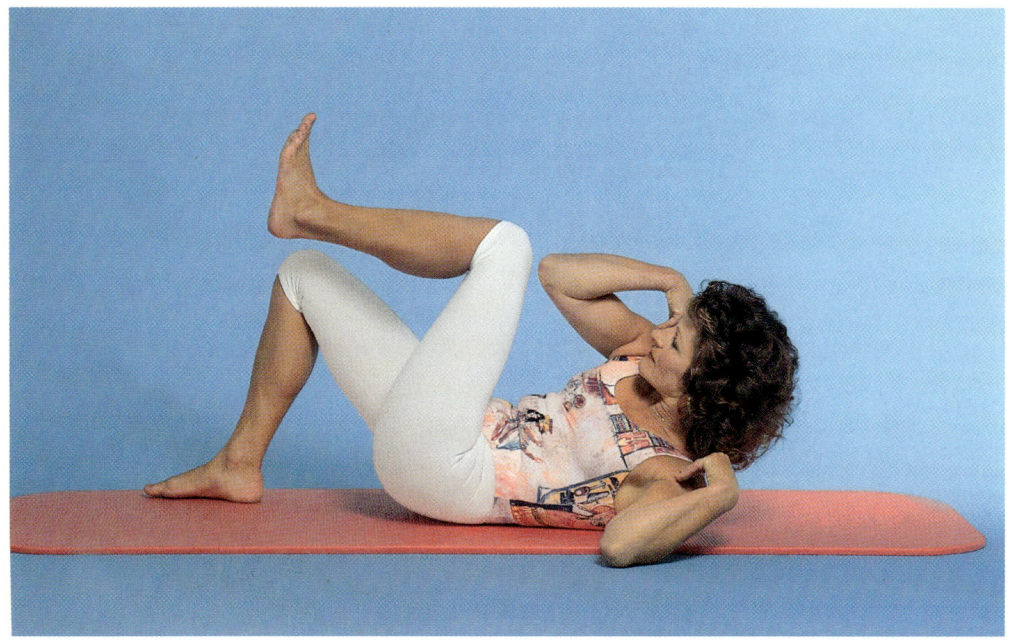

Bauchmuskelstärkung

■ Bauchmuskelstärkung

Wirkung

Diese Bauchmuskelkräftigung fördert die Stabilisation der Körpervorderseite, die oft durch falsches Stehen und einseitiges Sitzen vermindert ist.

Durchführung

Rückenlage: Legen Sie die Hände auf die Schultern. Führen Sie den rechten Ellbogen und das linke Knie über dem Bauch zusammen. Legen Sie bei Nackenbeschwerden den Kopf immer wieder auf die Unterlage zurück. Übung gegengleich wiederholen.

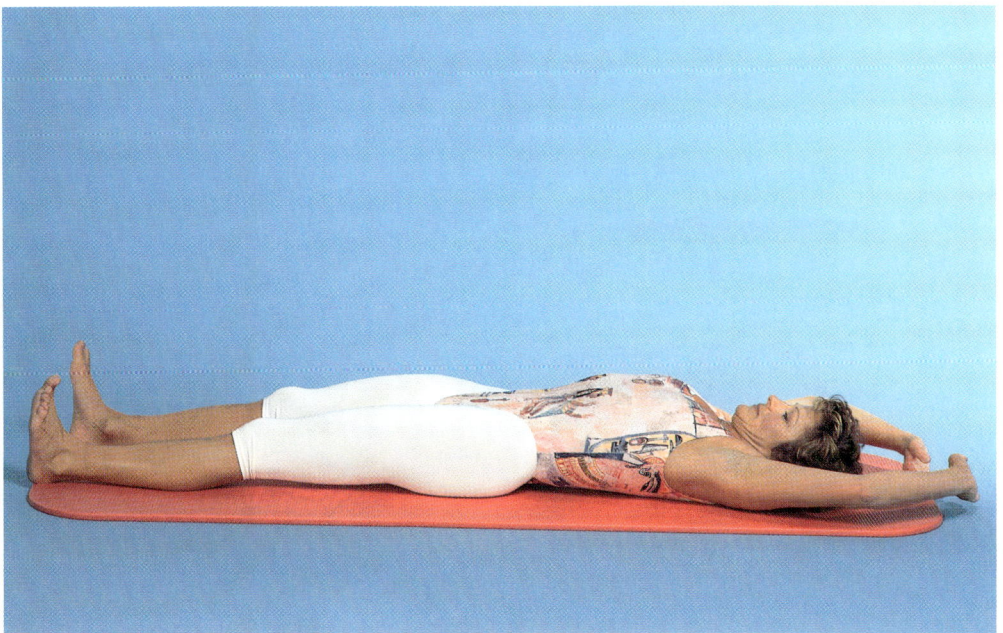

Entspannungsübung

■ Entspannungsübung

Wirkung

Nicht nur im Stehen, auch im Liegen wird durch das Rekeln ein Spannungsausgleich in der Muskulatur erreicht; der Organismus wird belebt und erfrischt.

Durchführung

Rückenlage: Rekeln und strecken Sie sich intensiv. Schieben Sie die Fersen so kräftig von sich weg, daß die Hüfte mitbewegt wird.

INTENSIVIERUNG DER HERZTÄTIGKEIT

KNEIPPANWENDUNG: KALTES ARMBAD

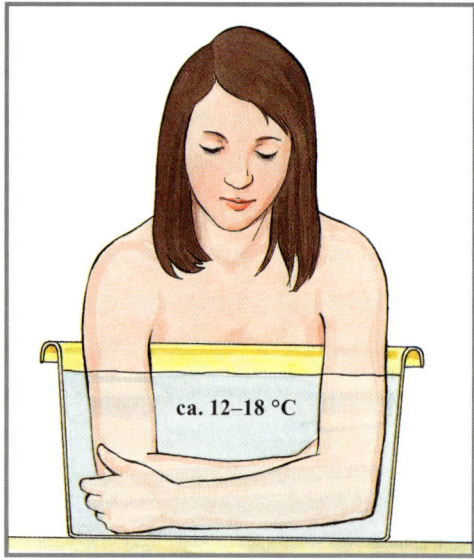

ca. 12–18 °C

„Viele glauben, wenn sie von Zeit zu Zeit oder auch ganz regelmäßig ihren Spaziergang machen, dann hätten sie für die Erhaltung und Vermehrung der Körperkräfte ihre Schuldigkeit getan, aber ich behaupte: Es reicht dies durchaus nicht hin. Eine größere Anstrengung ist ein strammer Fußmarsch oder eine Anhöhe hinaufgehen oder hie und da einen Sprung über den Graben machen. Man soll aber darauf achten, daß nicht bloß die Beine, sondern auch die übrigen Körperteile in Tätigkeit kommen."

Wirkung

- „Die Tasse Kaffee" des Kneippianers
- Förderung der Blutzirkulation in den Armen
- Anregung des Stoffwechsels
- Durchblutungsförderung für den Herzmuskel, also herz-puls-beruhigend
- Erfrischung bei Abgeschlagenheit und Müdigkeit – regt an, aber nicht auf
- Stärkung der Abwehrkräfte

Durchführung

- Ideal am späten Vormittag oder frühen Nachmittag
- Ein Waschbecken mit kaltem Wasser (12–18 °C) füllen
- Die Arme eintauchen (30–40 Sekunden – bis ein Kältegefühl spürbar wird)
- Ruhig weiteratmen
- Anschließend das Wasser abstreifen
- Für die Wiedererwärmung sorgen (Kleidung anziehen, bewegen)

ÜBUNGEN

■ Aufwärmen

Durchführung
Gehen am Platz: Rollen Sie die Füße gezielt ab. Gehen Sie mit schwingenden gestreckten Armen überkreuz vorwärts und rückwärts.

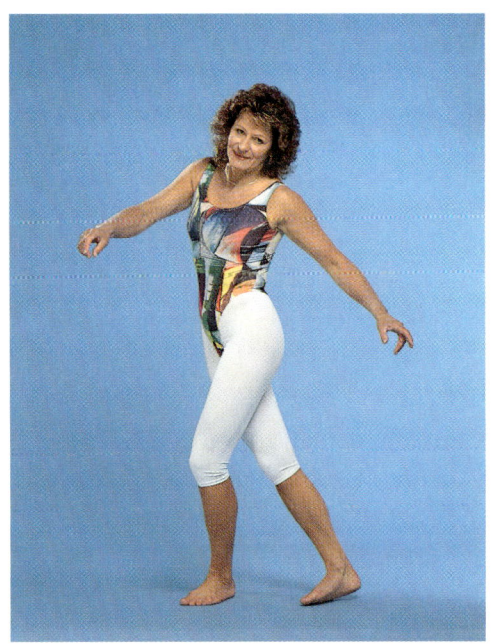

Aufwärmen

■ Lockeres Laufen

Durchführung
Laufen Sie vorwärts, rückwärts, seitwärts, und bauen Sie Kniebeugen ein.
Gestalten Sie das Aufwärmen immer ganz individuell.

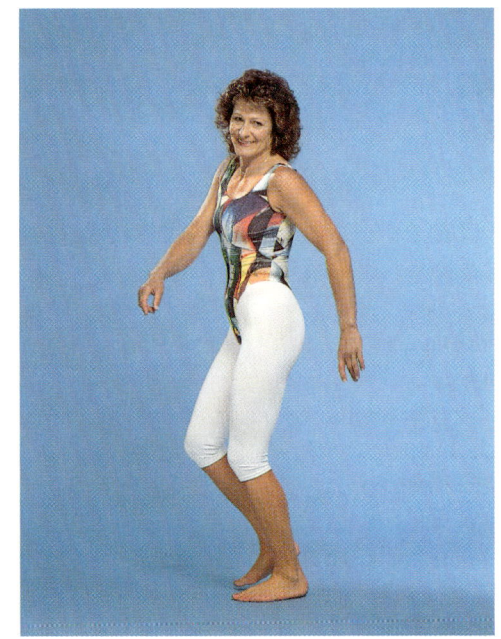

Lockeres Laufen

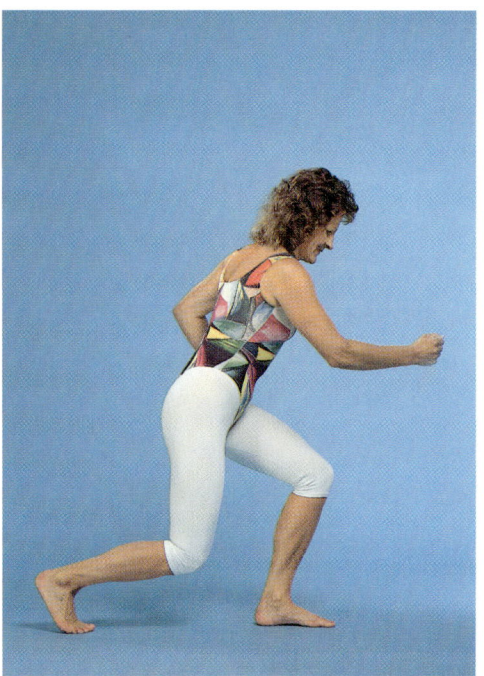

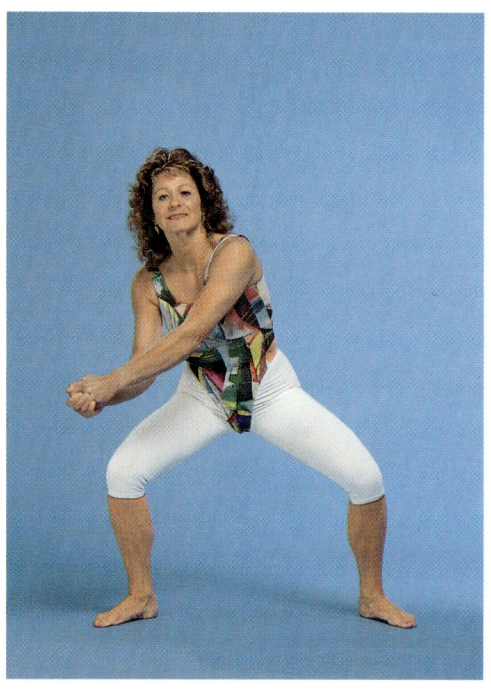

Holzsägen

Mähen mit der Sense

■ Holzsägen

Wirkung

„Manche Leute, zumal solche, welche viel im Büro beschäftigt sind, suchen sich etwas auszuarbeiten und nehmen zum Holzsägen und Kleinspalten desselben ihre Zuflucht. Nun ist also dazu auch nicht jedem Gelegenheit geboten, und da scheinen mir nachstehende Schwing-Übungen nicht unpraktisch, um sie Solchen zu empfehlen."

Durchführung

Schwingen Sie die Arme wechselseitig vor- und zurück (ebenso gleichseitig).
Immer locker in den Knien mitschwingen.

■ Mähen mit der Sense

Wirkung

Alle „Schwingungen" (Kneipp) stellen eine zusätzliche Herz-Kreislauf-Anregung dar und mobilisieren alle Gelenke.

Durchführung

Schwingen Sie die Arme zur Seite nach rechts und links; dabei die Knie schön locker lassen. Schwingen Sie nicht ruckartig, und lassen Sie den Rücken gerade.

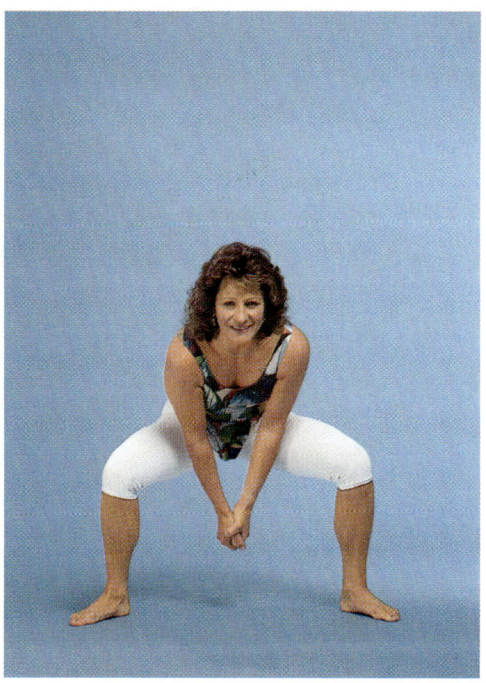

Axt hauen

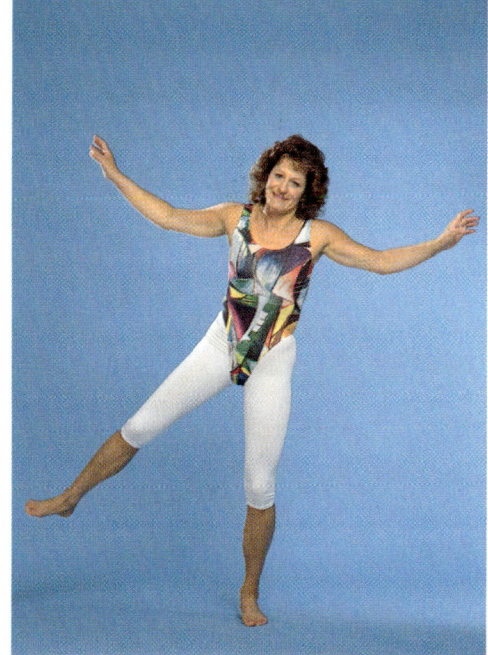

Adlerschwingen

■ Axt hauen

Wirkung

„Ich möchte mit diesen Übungen nur einige Anhaltspunkte gegeben haben, wie schwächliche Personen und solche, welchen es an körperlicher Tätigkeit fehlt, durch Gymnastik ihren Körper stählen und kräftigen können."

Durchführung

Schwingen Sie die Arme aus der Hochhalte zwischen die gegrätschten Beine, der Rücken soll dabei aufrecht bleiben.

Um rückenfreundlich zu üben, führen Sie bitte keine Rumpfbeuge nach vorne durch, sondern lassen den Rücken aufrecht und gehen in die Knie.

■ Adlerschwingen

Wirkung

Stärkung der Rücken- und der Gesäßmuskulatur und Gelenkmobilisation.

Durchführung

Schwingen Sie beide Arme seitlich hoch; dabei schwingt immer ein Bein seitlich mit.

Ziehen Sie die Schulterblätter zusammen, spannen Sie Po und Bauch an, die Knie aber locker lassen.

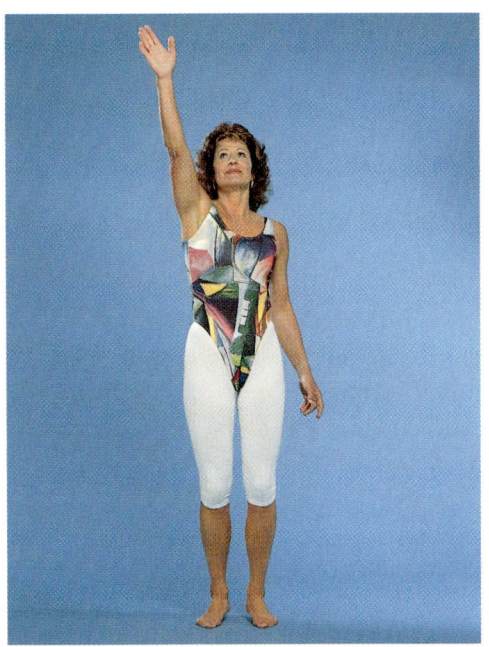

Allgäuer Käse: großer Kreis

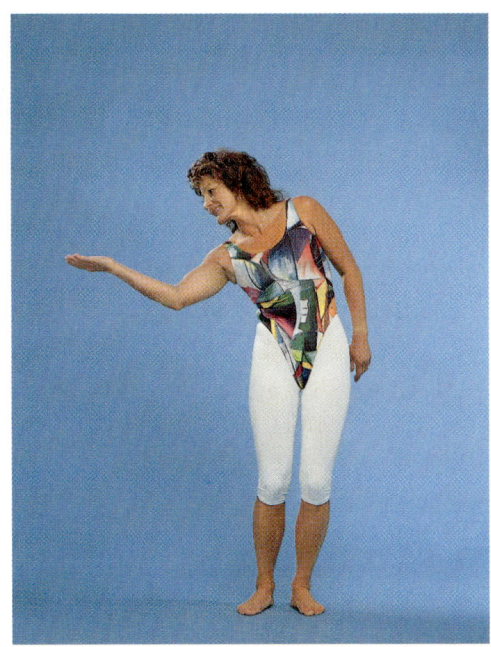

Allgäuer Käse: servieren

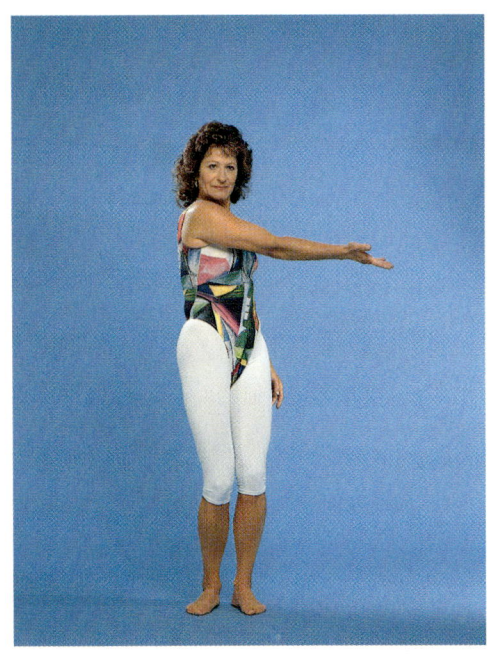

Allgäuer Käse: durchschneiden

■ Allgäuer Käse

Wirkung
Schult die Koordinationsfähigkeit. Bewegungsabläufe im Alltag gelingen besser, und der Körper arbeitet ökonomischer.

Durchführung
Beschreiben Sie mit der rechten Hand von rechts außen über oben nach links ein großes Käserad, das Sie von rechts außen nach links quer durchschneiden.
Mit der Handfläche die obere Käsehälfte wegschieben, die untere Hälfte servieren.
Lassen Sie die Knie locker, schauen Sie der Hand nach, lächeln (dasselbe links ausführen).

VENENERKRANKUNGEN UND DURCHBLUTUNGSSTÖRUNGEN DER BEINE

KNEIPPANWENDUNG: KALTER KNIEGUSS

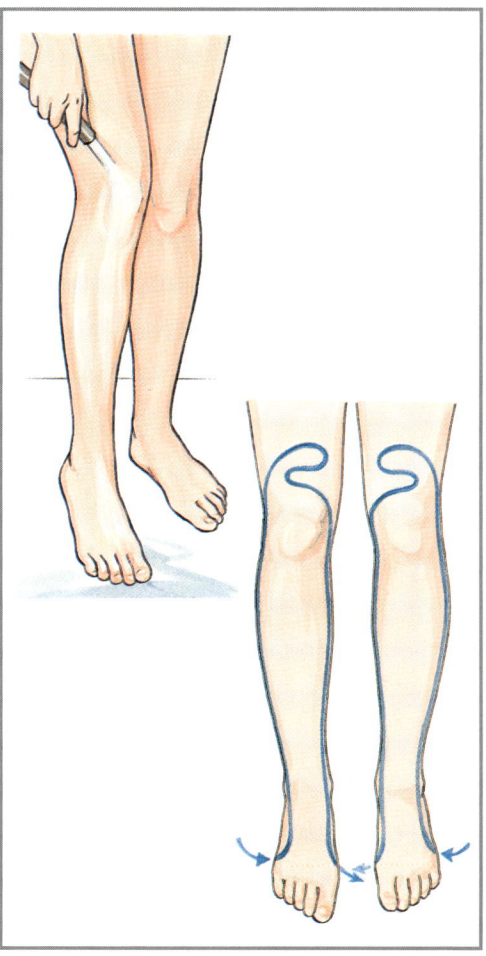

„Der Knieguß ist der besondere Freund der Füße, indem er das Blut in deren blutleere Adern lockt."

Wirkung

- Anregung des Kreislaufs und Stoffwechsels
- Örtliche Durchblutung der Haut und der Muskeln
- Gefäßtraining für die Venen
- Stärkung der Abwehrkräfte
- Ableitende Wirkung auf die inneren Organe
- Beruhigungs- und Einschlafhilfe

Durchführung (Selbstdurchführung)

- Nur bei warmen Füßen anwenden!
- Beginnend am rechten Bein, den Wasserstrahl außen aufwärts bis über die Kniekehle – hier 2–3 Sekunden verweilen – innen abwärts führen
- Den Wasserstrahl auf der Beinvorderseite außen aufwärts bis über das Knie (handbreit) – hier 2–3 Sekunden verweilen – innen abwärts führen
- Den Knieguß am linken Bein durchführen
- Zum Abschluß die rechte und die linke Fußsohle abgießen
- Für die Wiedererwärmung sorgen (Socken anziehen, bewegen, ins Bett legen)

ÜBUNGEN

■ Aufwärmen

Durchführung

Rollen Sie die Füße auf der Stelle beidseitig und wechselseitig ab, wobei immer die Fußspitzen mit abgehoben werden.

Variation: eine Treppe im 4-Punkte-Gang hochsteigen, d.h. rechtes Bein – linkes Bein – Zehenstand – Fersendehnung.

Gestalten Sie das Aufwärmen immer wieder individuell.

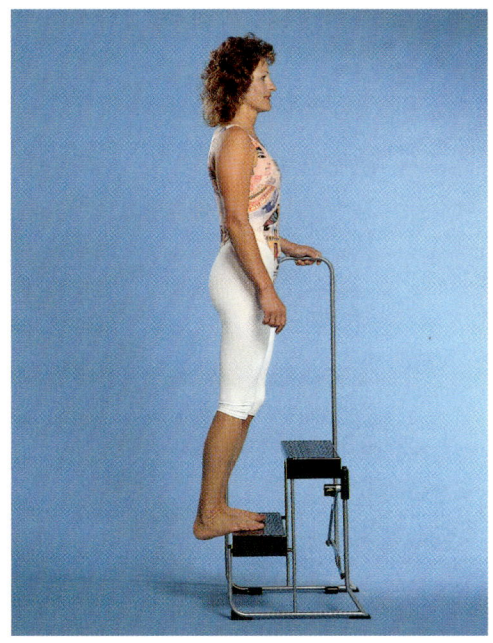

Aufwärmen

■ Entstauung

Wirkung

Fördert nach langem Stehen und Sitzen den Venenrückfluß ohne aktive Muskelarbeit.

Durchführung

Rückenlage: Beide Beine sind in der Senkrechten; lockern und strampeln Sie intensiv. Machen Sie die Übung so lange, bis die Füße kribbeln.

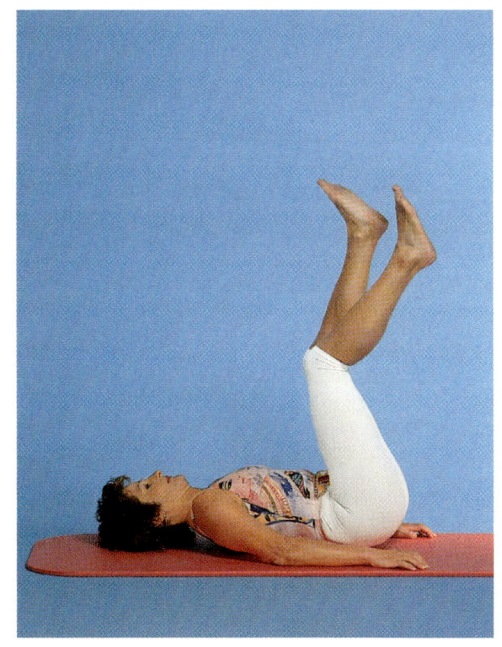

Entstauung

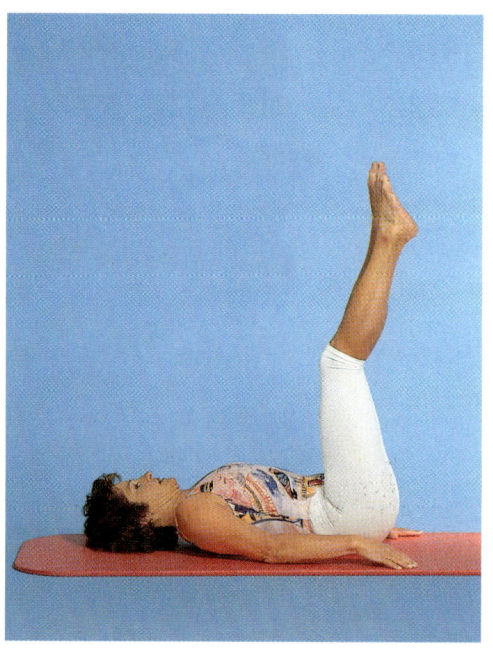

Fuß- und Wadenmuskelpumpe

■ Fuß- und Wadenmuskelpumpe

Wirkung
Die Wadenmuskelpumpe unterstützt die Venenklappentätigkeit und den Rückfluß des Blutes aus den Füßen und Beinen. Das Schwere-, Spannungs- und Müdigkeitsgefühl in den Beinen verschwindet.

Durchführung
Rückenlage: Winkeln Sie zuerst beide Beine an, dann strecken Sie sie in die Senkrechte. Wechseln Sie zwischen Zehenspitzen herziehen und Zehenspitzen strecken.
So lange üben, bis Sie Ihre Wadenmuskeln spüren.

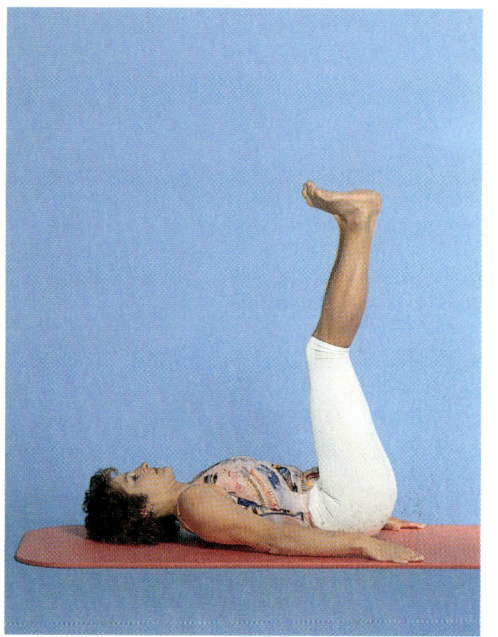

Fußmuskelgelenkpumpe

■ Fußmuskelgelenkpumpe

Wirkung
Die Blutgefäße der Fußsohle werden entleert, ebenso die Venengeflechte im Knöchelbereich.

Durchführung
Rückenlage: Strecken Sie beide Beine in die Senkrechte, und winkeln Sie die Füße im Sprunggelenk an. Wechseln Sie zwischen Zehen einkrallen und wieder lösen.
Lassen Sie bei Fußkrämpfen sofort locker, und schütteln Sie oft die Beine aus.

■ Fußkreisen

Wirkung

Alle Koordinationsübungen werden über das Zentralnervensystem gesteuert. Im Laufe des Lebens nimmt diese Koordinationsfähigkeit ab und sollte daher öfter trainiert werden.

Durchführung

Rückenlage: Strecken Sie beide Beine in die Senkrechte; der rechte Fuß kreist, der linke Fuß bewegt sich auf und ab.
Übung gegengleich wiederholen.
Diese lustige Koordinationsübung muß öfters geübt werden. Schließen Sie anfangs zur besseren Konzentration die Augen.

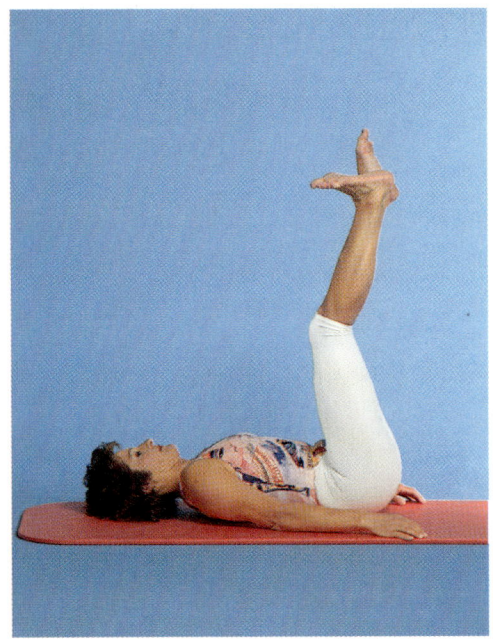

Fußkreisen

■ Radfahren

Wirkung

Die Kräftigung der Bein- und Bauchmuskulatur stabilisiert das Becken und wirkt der Hohlkreuzbildung entgegen.

Durchführung

Rückenlage: Fahren Sie in alle Richtungen Rad: vorwärts, rückwärts, seitwärts.
Drücken Sie die Lendenwirbelsäule zur Entlastung des Rückens fest gegen den Boden.

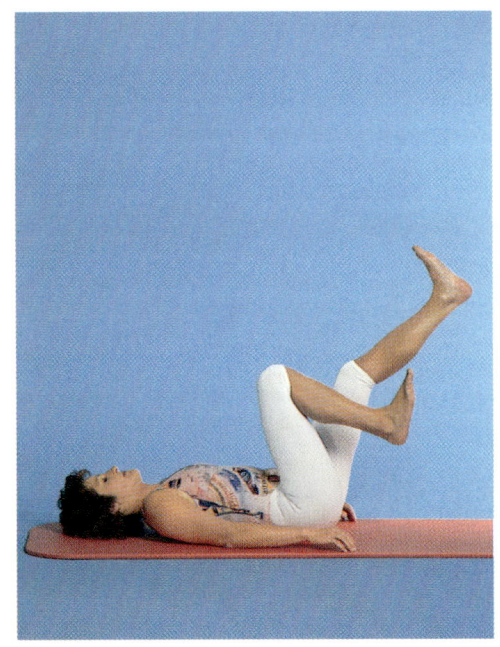

Radfahren

Anregung der Atemtätigkeit und Vorbeugung von Erkältungskrankheiten

Kneippanwendung: Ansteigendes Fussbad

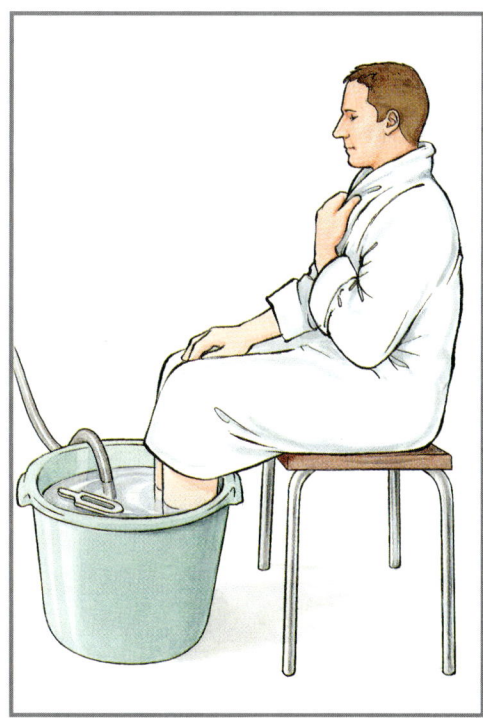

Wirkung

■ Hilfe bei Bronchitis und Halsentzündungen

■ Gegen Erkältungskrankheiten zu Beginn anzuwenden, also bei Niesen, Schnupfen, Frieren usw.

■ Günstige Beeinflussung bei asthmatischen Zuständen

■ Milderung bei den meisten rheumatischen Erkrankungen

■ Hilfe bei Gefäßkrämpfen

■ Reflektorische Wirkung auf die Unterleibsorgane

Achtung! Nicht anzuwenden bei Venenerkrankungen

Durchführung

■ Beide Beine in ca. 35 °C warmes Wasser (Fußwanne) tauchen und durch langsames Zulaufen von heißem Wasser (über 15 Minuten) auf 40–42 °C erwärmen; noch weitere 5 Minuten im Wasser verweilen

■ Anschließend die Beine abtrocknen

■ 20 Minuten Bettruhe genießen, dabei zur Entspannung die Beine etwas hochlagern

„Wem seine Gesundheit lieb und teuer ist, der biete das Möglichste auf, daß er in reiner Luft seine Zeit zubringe, und vermeide aufs sorgfältigste, schlechte, verdorbene Luft einzuatmen!"

ATEMÜBUNGEN

■ Aufwärmen

Durchführung

Schwingen Sie locker mit den Armen: seitwärts auseinander (dabei einmal vor dem Körper zusammenschwingen), hinter dem Körper
zusammen, den rechten Arm vor dem linken
Arm zurück (gegengleich).
Gestalten Sie das Aufwärmen immer wieder
individuell.

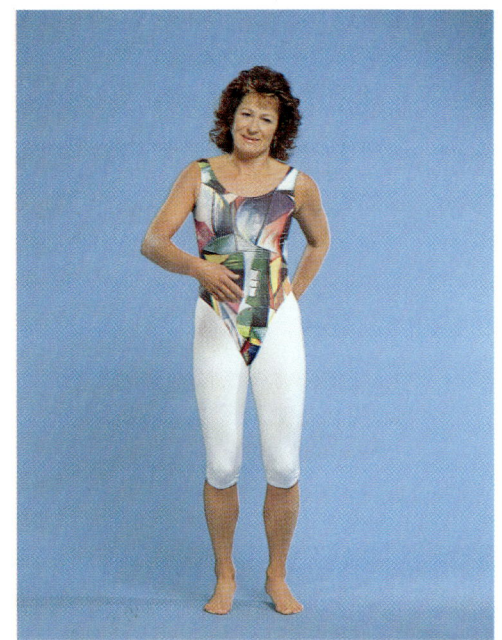

Aufwärmen

■ Bauch-Zwerchfell-Atmung

Wirkung

Atmen heißt leben, richtig atmen bedeutet le-
benswichtige Stoffwechselvorgänge zu unter-
stützen.
Vielfach finden wir heutzutage nur die ober-
flächliche Brustatmung, deshalb muß auf die
Bauch-Zwerchfell-Atmung besonderer Wert
gelegt werden.

Durchführung

Legen Sie die Hände auf den Bauch. Beim
Ausatmen berühren sich die Fingerspitzen –
Atempause. Beim Einatmen gehen die Fin-
gerspitzen auseinander. Achten Sie immer auf
langes Ausatmen, und machen Sie das Zug-
geräusch nach (tsch – tsch – tsch ...).
Üben Sie bei geöffnetem Fenster, und stehen
Sie hüftbreit und in den Knien locker.

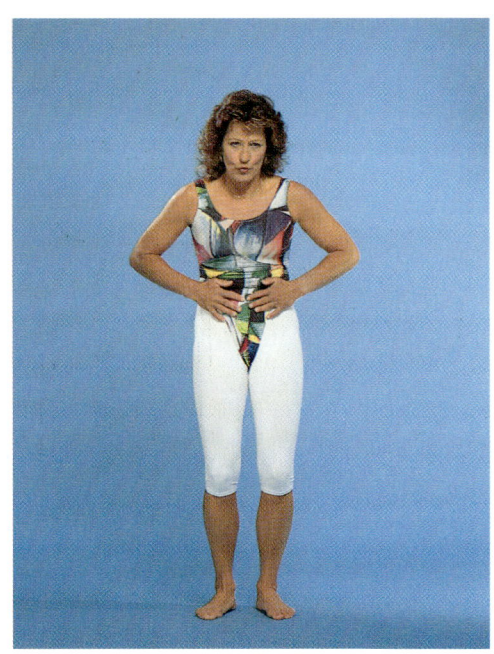

Bauch-Zwerchfell-Atmung

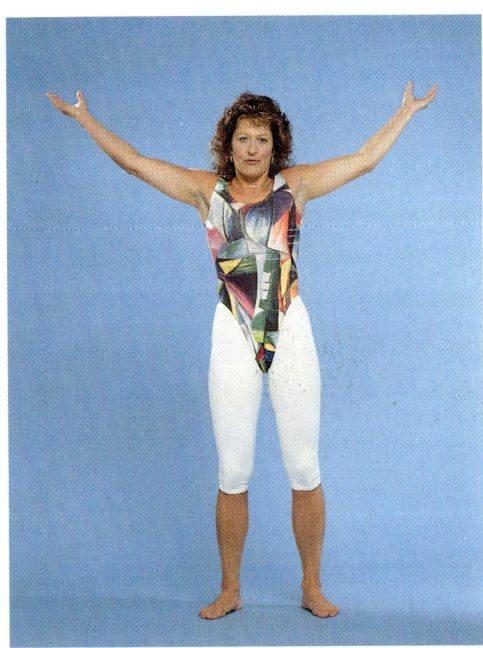

Andreaskreuz

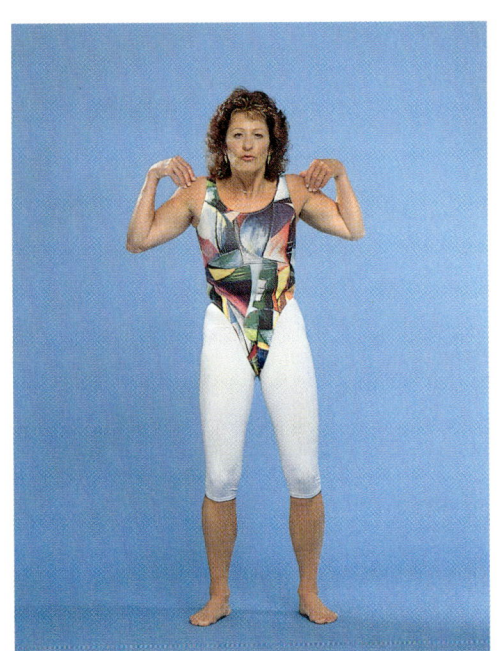

Flügelkreisen

„Atme in tiefen Zügen neue Luft ein und alte aus. Das ist ausgezeichnet, bei Solchen, welche nicht in dieser Weise atmen, bleibt die alte Luft drinnen. Sie wird noch älter und fauler, steht ab und vermischt sich dann noch mehr mit dem faulen Stoff. Wenn eine solche Luft in den schwachen Organen bleibt, werden diese noch mehr geschwächt. Daher soll man sich recht Mühe geben, daß man die alte Luft so rasch als möglich ausatmet und gesunde Luft einatmet."

■ Andreaskreuz

Wirkung

Die Bauchatmung wirkt auch als Organmassage. Das lange Ausatmen reinigt innerlich, wirkt entgiftend und entschlackend.

Durchführung

Sie stehen locker hüftbreit, beide Arme in Seithalte (über Ohrenhöhe). Spüren Sie Ihrem Atem nach.
Üben Sie 3- bis 4mal, und achten Sie auf das lange Ausatmen.

■ Flügelkreisen

Wirkung

Ein Freiwerden des Brustkorbs und eine Aktivierung der Zwischenrippenmuskeln werden erreicht.

Durchführung

Legen Sie Ihre Hände auf die Schultern; beim Zurückkreisen atmen Sie aus, beim Vorkreisen ein.
Kreisen Sie vorwiegend zurück (5- bis 8mal), das fördert die aufrechte Haltung.

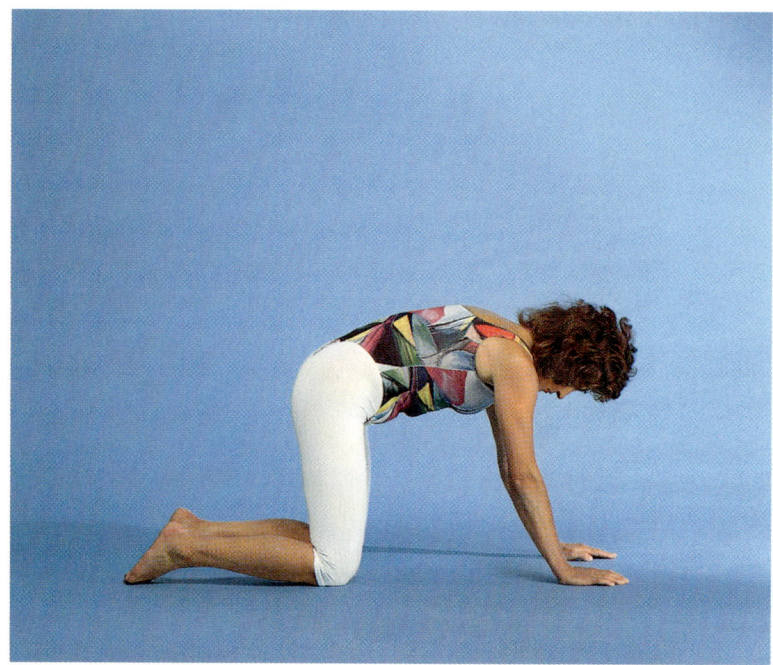

Rückenatmung

■ Rückenatmung

Wirkung

„Was die Wirkung dieser Lungengymnastik angeht, so wird dadurch alle schlechte Luft aus den Lungen herausgeschafft, wohingegen frische reine Luft bis in die äußersten Teile derselben eindringt. Es ist dieses für die Bildung des Blutes sowie für dessen Reinigung ein höchst wichtiges Moment. Über dies werden die Lungen selbst durch genannte Übungen gestärkt."

Durchführung

Vierfüßlerstand: Atmen Sie in den Bauch und in die Lendenwirbelsäule hinein (Rettungsring aufblasen).
Beachten Sie die Grundstellung, und bewegen Sie den Rumpf nicht zu viel mit.

■ Flankendehnung

Wirkung
Intensiviert und aktiviert die Basisatmung. Führt zu einer Muskelentkrampfung und inneren Gelöstheit.

Durchführung
Ihre rechte Hand ist über dem Kopf, die linke liegt auf dem Rücken. Neigen Sie den Oberkörper zur Seite, und atmen Sie in die Flanke hinein. Bevor die zweite Seite gedehnt wird, ruhig in aufrechter Haltung dazwischenatmen. Übung gegengleich wiederholen. Jede Seite 2- bis 3mal üben.
Drehen Sie die Hüfte nicht nach hinten weg.

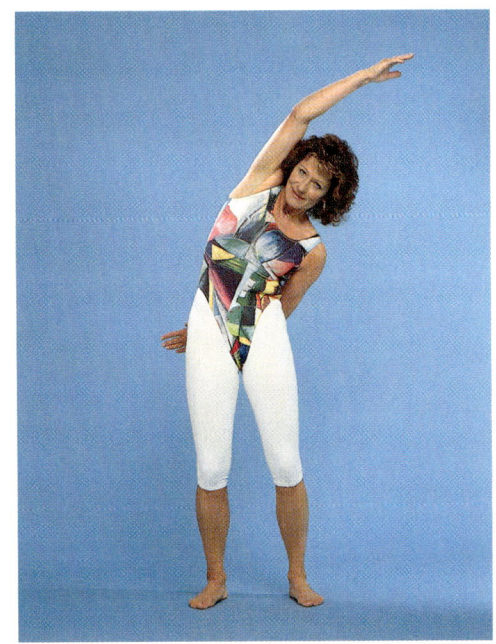

Flankendehnung

■ Bauchschnelle

Wirkung
Regt die Darmperistaltik und die Verdauungsorgane an.

Durchführung
Legen Sie beide Hände auf den Bauch. Atmen Sie mit st, ff, st, ff usw. so aus, daß der Bauch „hüpft".
Wiederholen Sie die Übung 3- bis 4mal, und achten Sie auf langes Ausatmen.

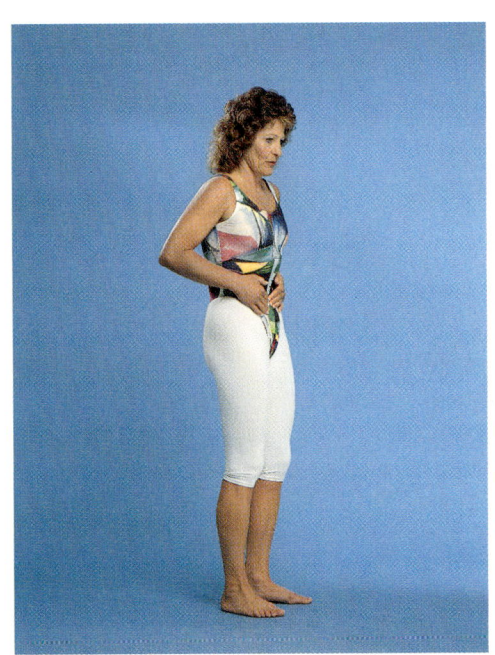

Bauchschnelle

FEHLHALTUNGEN UND HALTUNGS-SCHWÄCHEN DES RÜCKENS

KNEIPPANWENDUNG: UNTER-AUFSCHLÄGER

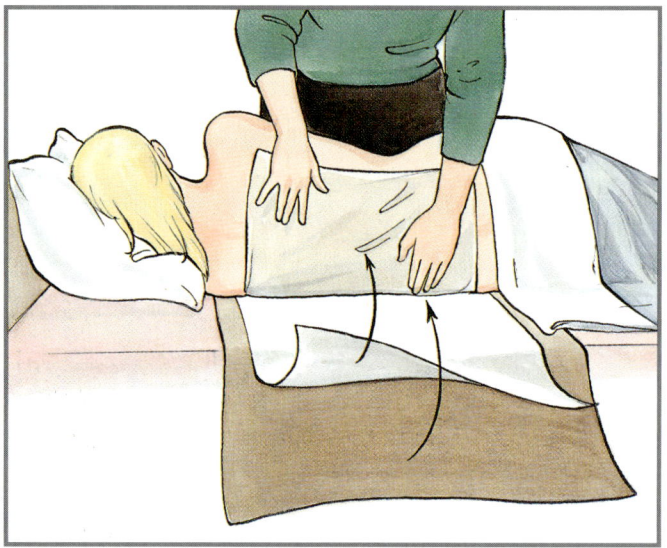

„Die verschiedenartigsten Übungen lassen sich mit dem Stabe machen. Der Stab ist hierzu aus Holz oder, wenn kräftige Personen die Übungen vornehmen, auch aus Eisen."

Wirkung

■ Entkrampft und entspannt die Rückenmuskulatur

■ Hilft bei Rückenbeschwerden im Lendenbereich (Hexenschuß)

■ Wirkt reflektorisch auf die inneren Organe (Verdauung)

Durchführung

Benötigt werden heißes Wasser, ein grobes Leinentuch (innen), ein Zwischentuch (Mitte), ein Wolltuch (außen)

■ Das Leinentuch in heißes Wasser tauchen, gut auswringen und 4fach auf das Zwischentuch legen

■ Mit dem ganzen Rumpf (von Schultern bis Hüfte) darauflegen und mit dem Zwischentuch und dem Wolltuch fest umwickeln

■ Zeitdauer: ca. 30–45 Minuten, anschließend etwas ruhen

ÜBUNGEN

■ Aufwärmen

Durchführung

Stabwiegen: Schwingen Sie den Stab locker nach rechts und links, auch vor und zurück; dabei die Knie locker lassen und lächeln. Gestalten Sie das Aufwärmen immer wieder individuell.

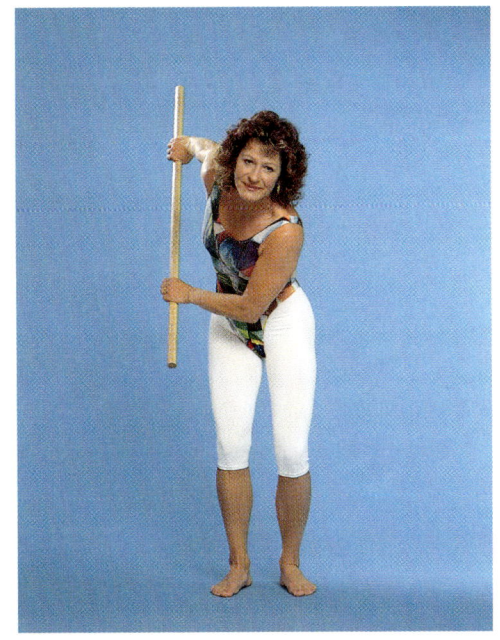

Aufwärmen

■ Stabheben

Wirkung

Optimale Dehnung der verkürzten Brustmuskulatur und Verbesserung des Rundrückens.

Durchführung

Fassen Sie den Stab schulterbreit mit beiden Händen, und führen Sie ihn über den Kopf; zurückdehnen (8–12 Sekunden halten). Achten Sie dabei auf gute Haltung, lächeln Sie. Spannen Sie die Gesäß- und die Bauchmuskulatur an; gehen Sie nicht ins Hohlkreuz, und lassen Sie die Knie locker.

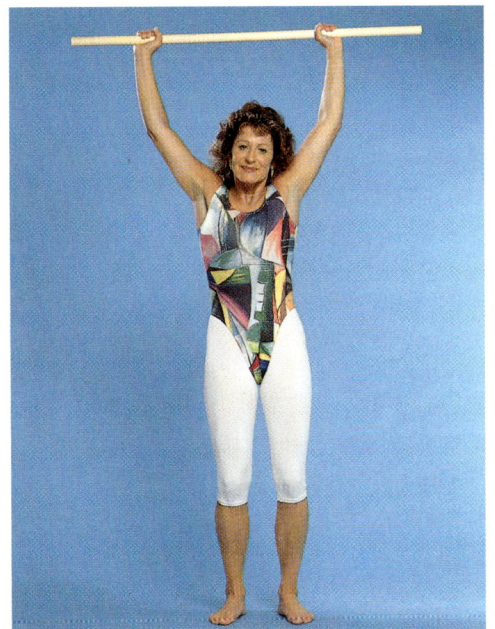

Stabheben

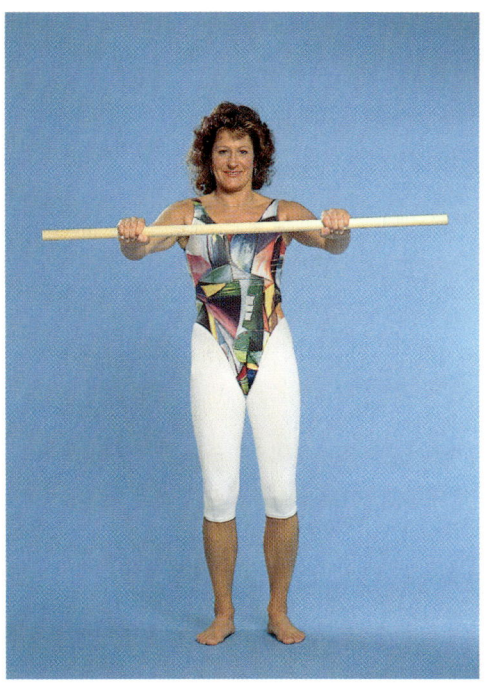

Stab-Brustspanner

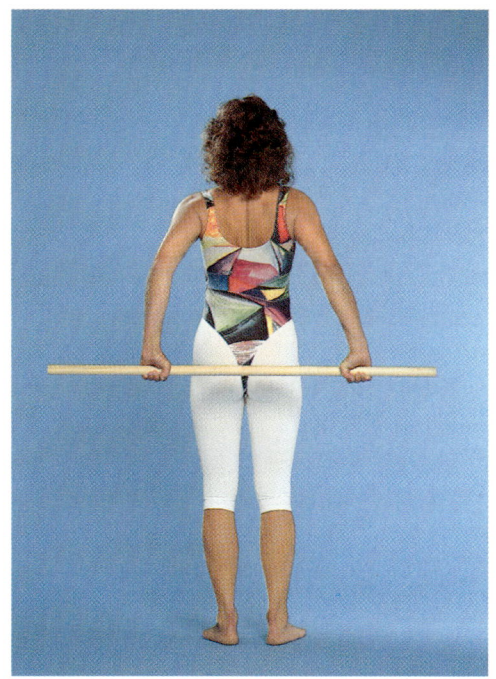

Stabschieber

■ Stab-Brustspanner

Wirkung

Kräftigung der Brust- und der Schulter-Nacken-Muskulatur.

Durchführung

Stab in Vorhalte (Schulterhöhe): Schieben Sie in Gedanken den Stab zusammen und ziehen Sie ihn anschließend auseinander. Halten Sie die Spannung jeweils 8–10 Sekunden.
Lassen Sie Ihren Atem ruhig fließen.

■ Stabschieber

Wirkung

Kräftigung der Rhombenmuskulatur und der Rückenstreckermuskeln; Aufrichtung der Brustwirbelsäule.

Durchführung

Stabrückhalte: Halten Sie den Stab hüftbreit, und schieben Sie ihn in Gedanken zusammen. Dabei die Schulterblätter zusammenziehen, und die Gesäß- sowie die Bauchmuskulatur anspannen.
Denken Sie an die korrekte Grundstellung und an ruhiges Atmen.

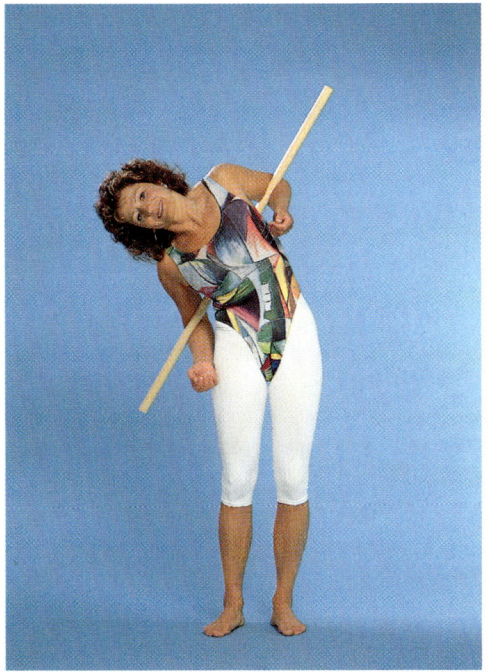

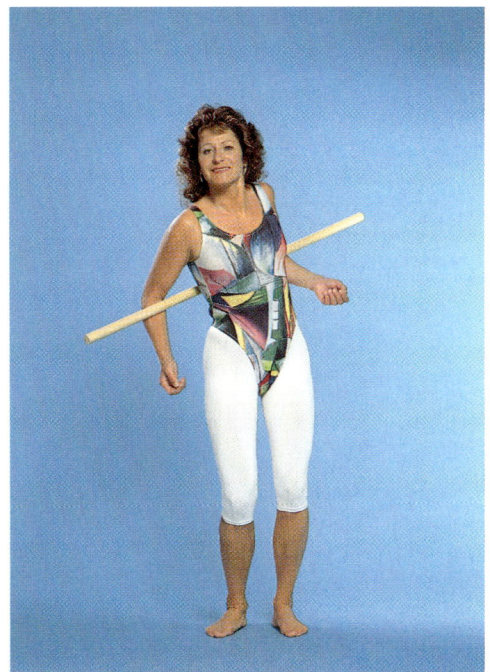

Sebastian-Kneipp-Haltung

Dreh-Kneipp-Haltung

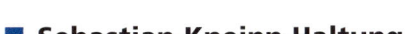

■ Sebastian-Kneipp-Haltung

Wirkung
„Es empfiehlt sich sehr, den Körper, der nur zu oft bei der Arbeit eine gebeugte Stellung einnimmt, recht gerade zu halten und die Brust herauszubiegen. Für die in derselben befindlichen Organe ist es besonders gut, wenn man den Stock quer über die Schulterblätter in der Höhe der Achseln hält.“

Durchführung
Sie können einen Stab, Besenstiel oder Spazierstock verwenden.
Neigen Sie aus dieser Grundstellung die Wirbelsäule zur rechten Seite, und ziehen Sie den linken Arm etwas höher – dehnen.
Übung gegengleich wiederholen.

■ Dreh-Kneipp-Haltung

Wirkung
Der Rücken lebt von der Bewegung. Nur durch eine gezielte Wechsel-Druck-Belastung werden die Bandscheiben ernährt und der Stoffwechsel angeregt – somit wird eine gute Wirbelsäulenbeweglichkeit erreicht.

Durchführung
Halten Sie den Stab wie bei der vorhergehenden Übung. Drehen Sie den Rumpf dabei nach rechts und links, und führen Sie eine ruderähnliche Bewegung aus.
Bewegen Sie sich nicht ruckartig.

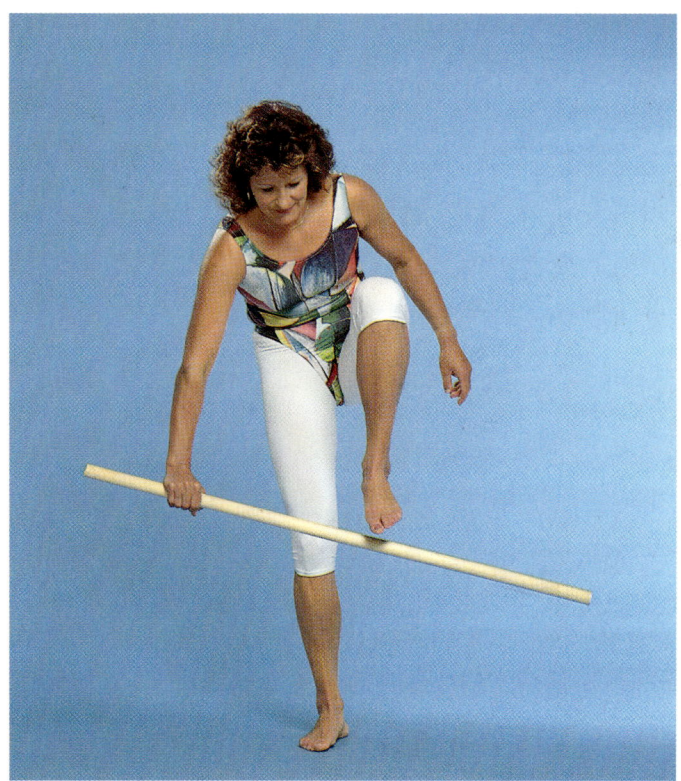

Stabsteigen im Stand

■ Stabsteigen im Stand

Wirkung
Verbesserung der Rumpfbeweglichkeit; Alltagsbewegungen gelingen besser (z.B. Socken, Schuhe und Hosen anziehen, Gegenstände aufheben).

Durchführung
Steigen Sie zuerst von vorne nach hinten, dann von hinten nach vorne über den Stab. Richten Sie den Rumpf zwischendurch immer wieder rauf.
Beim Drübersteigen können Sie evtl. eine Hand loslassen; es darf ausnahmsweise etwas gemogelt werden!

„Alle diese Übungen haben großen Einfluß auf unsere Muskeln und auf die Tätigkeit unserer Organe und werden bei der heranwachsenden Jugend, bei Büromenschen und Geistesarbeitern so manchen Fehler in der Haltung des Körpers oder auch Formfehler des Brustkastens fernhalten oder verbessern.“

STÄRKUNG DER BAUCHMUSKULATUR UND DER BAUCHORGANE

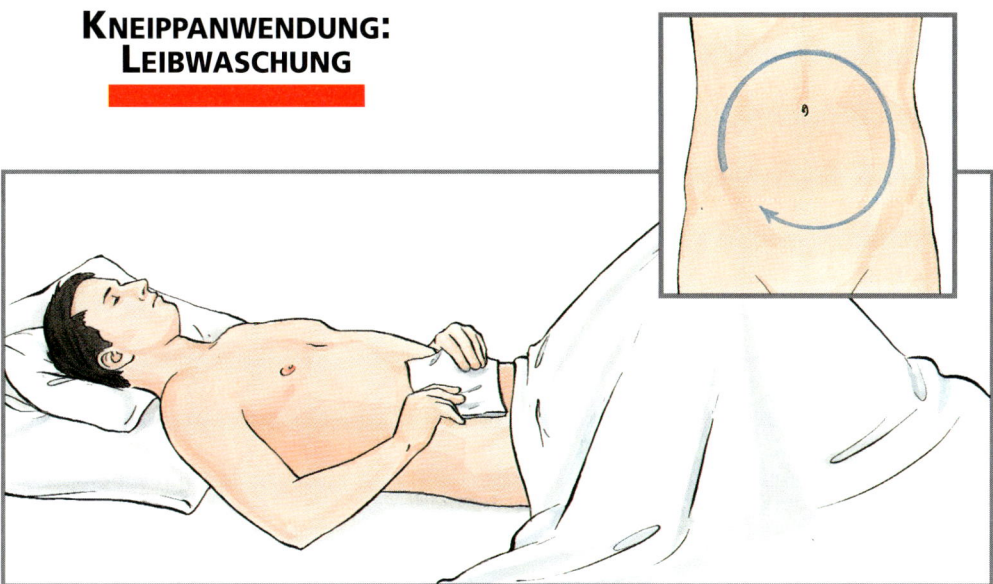

„Ist überhaupt die menschliche Natur einer Maschine ähnlich, so stelle ich die Frage: Wie geht es der Maschine, die nicht fleißig geschmiert wird, die im Getriebe täglich viel Staub und Schmutz aufnehmen muß und nie gründlich gereinigt wird? Wird sie nicht eines Tages in vollstem Betriebe auf einmal stille stehen oder zusammenbrechen und ihre Dienste versagen? So geht es vielen, wenn die erforderliche Tätigkeit nicht eingehalten wird."

Wirkung
- „Die Abführpille" des Kneippianers
- Hilft bei Darmträgheit und Blähungen
- Wirkt auch schlaffördernd

Durchführung
- Rückenlage, die Beine anwinkeln
- Mit einem kalten (ca. 18 °C) Leinenwaschlappen im Uhrzeigersinn den Bauch umkreisen
- Körperrechts (Blinddarmgegend) aufwärts beginnen
- Den Waschlappen mehrmals frisch naß machen; die Anwendung 30- bis 40mal wiederholen
- Warm einwickeln und entspannen

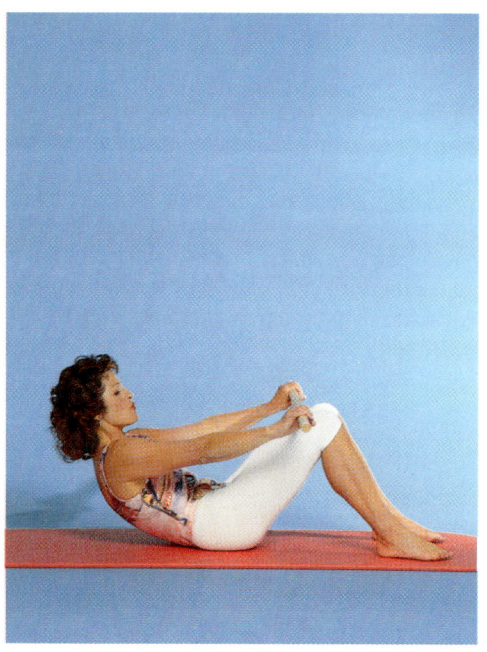

Aufwärmen

■ Aufwärmen

Durchführung

Reaktionstraining: Stellen Sie den Stab auf den Boden, dann rollen Sie die Füße ab und laufen – dabei 1mal oder 2mal in die Hände klatschen.

Gestalten Sie das Aufwärmen immer wieder individuell.

■ Bauchstärker

Wirkung

Stabilisiert den Rumpf und dehnt den Brustmuskel – eine gute Bauchmuskulatur schützt die inneren Organe.

Durchführung

Rückenlage: die Arme liegen neben dem Kopf auf dem Boden, die Hände halten den Stab schulterbreit: Winkeln Sie die Knie an, führen Sie den Stab über den Kopf nach vorne, und tippen Sie mit dem Stab an die Knie (10- bis 12mal wiederholen).

Legen Sie nach jeder Übung Arme und Kopf wieder zurück, damit keine zu starke Nackenbelastung erfolgt. Atmen Sie ruhig, und lächeln Sie.

Bauchstärker

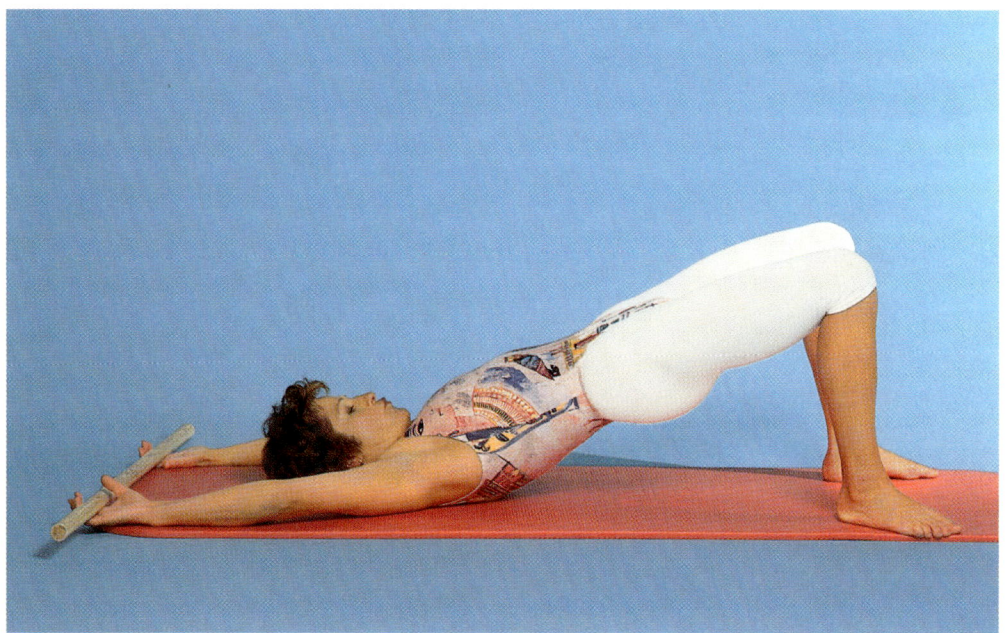

Bauchbrücke

■ Bauchbrücke

Wirkung
Spannungsausgleich der Bauchmuskulatur;
kräftigt die Gesäßmuskulatur.

Durchführung
Rückenlage: Stellen Sie die Beine an, und heben Sie das Gesäß. Atmen Sie in den Bauch
hinein. Unter- und Oberschenkel sollen einen
rechten Winkel bilden – lange ausatmen.

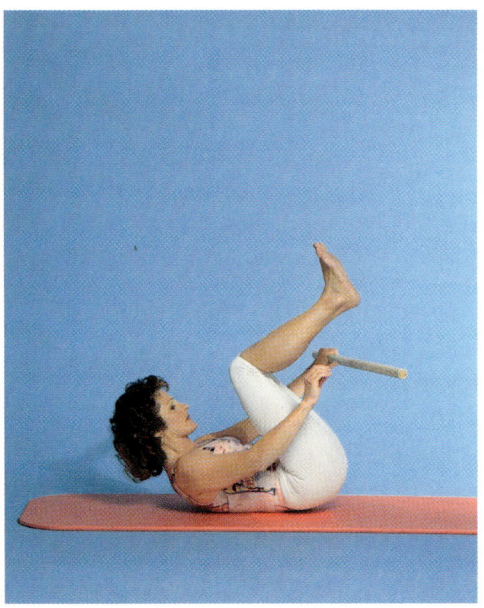

Stabsteigen im Liegen

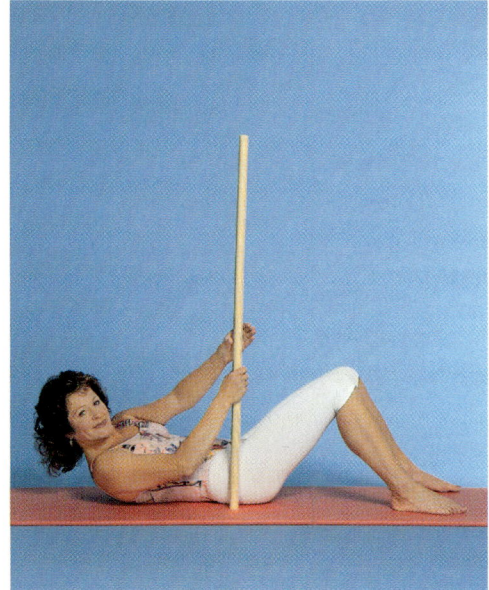

Stabklettern

■ Stabsteigen im Liegen

Wirkung

Steigerung der Übung von Seite 66, wobei die Dehnung der Lendenmuskulatur und der rückwärtigen Oberschenkelmuskulatur (Ischiasdehnung) noch dazukommt.

Durchführung

Rückenlage: Übung wie „Bauchstärker" Seite 66, jetzt sollen Sie aber mit beiden Beinen über den Stab steigen; dabei jedesmal die Beine senkrecht zur Decke strecken.

Falls die Übung zu schwierig ist, lassen Sie ein Stabende los; so gelingt das Drübersteigen auf jeden Fall.

■ Stabklettern

Wirkung

Kräftigung der schrägen Bauchmuskulatur, die auch mithilft, den Rumpf zu stabilisieren.

Durchführung

Stellen Sie den Stab senkrecht neben die rechte Hüfte, und klettern Sie 3 bis 4 Handgriffe hoch und zurück.

Übung gegengleich wiederholen.

Achtung! Nicht am Stab hochziehen, spielerisch hochklettern – ruhig atmen!

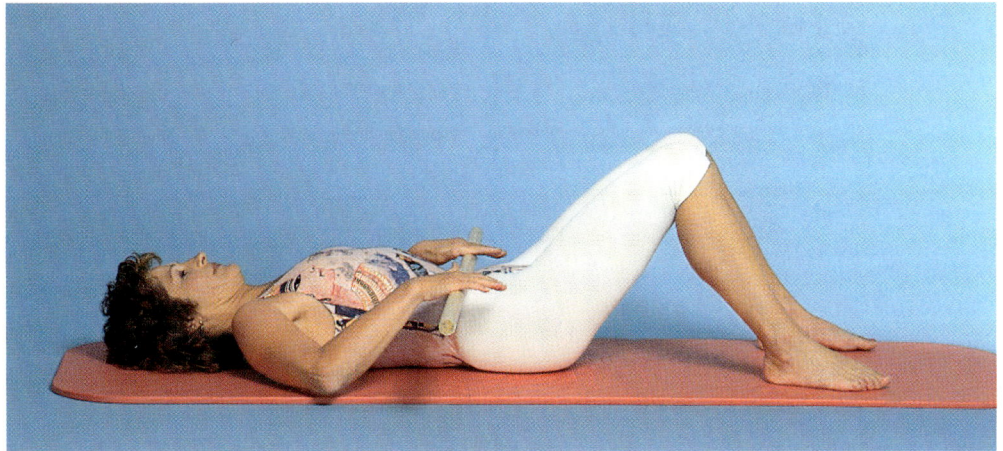

Bauchrolle

■ Bauchrolle

Wirkung
Bauchmassage; zur Lockerung und Verdauungsanregung.

Durchführung
Rückenlage: Rollen Sie mit dem Stab zur Entspannung langsam über den Bauch.

Achtung! Die Knie dabei anwinkeln, weil so die Bauchmuskulatur besser entspannt ist.

■ Liegestuhl

Wirkung
Fördert die aufrechte Haltung, kräftigt die Bauch- und Rückenmuskulatur.

Durchführung
Stellen Sie den Stab im Sitzen senkrecht an die Wirbelsäule und lehnen Sie sich etwas zurück.

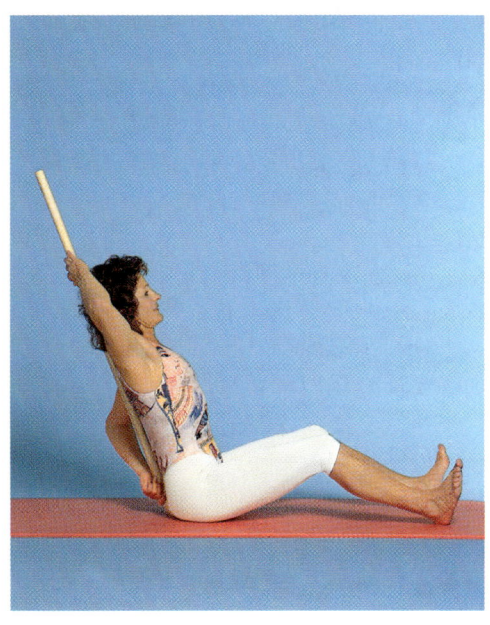

Liegestuhl

Achtung! Stab am Steißbein und am Kopf spüren, um eine optimale Kontrolle für einen geraden Rücken zu haben – ruhig atmen – lächeln.

HÜFT- UND KNIEGELENKS-
BESCHWERDEN

KNEIPPANWENDUNG:
WARM-KALTE WECHSEL-
U. SCHENKELGÜSSE

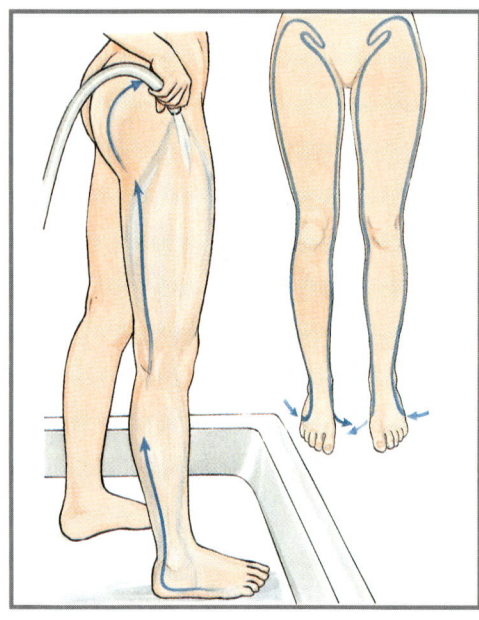

„Die Gelenke des Fußes, des Knies oder der Hüfte sind sehr häufig in ihrer Bewegungs-fähigkeit mehr oder weniger beeinträchtigt, so daß es sich lohnt, die nachstehenden Übun-gen zu zeigen. Diese Übungen sind nicht un-interessant und dabei leicht auszuführen. Sol-che Personen, welche nicht gut stehen kön-nen, dürfen sich eines Stuhles als Stütze be-dienen."

Wirkung

- Hilft bei Hüft- und Kniegelenksarthrosen
- Entkrampfung und Lockerung der Bein-muskulatur
- Hilft bei rheumatischer Erkrankung der Füße und Beine
- Behebung von Ischiasbeschwerden
- Reflektorische Wirkung auf die Unterleibs-organe
- Blutdrucksenkend
- Hilft beim Einschlafen

Durchführung

- Den warmen (ca. 38 °C) Wasserstrahl vom rechten Fuß außen bis über das Gesäß zum Beckenkamm führen, etwas verweilen, den Strahl an der Beininnenseite abwärtsführen
- Dasselbe links
- Anschließend auf der Beinvorderseite rechts am Fuß außen beginnen bis zur Leiste, etwas verweilen, den Strahl an der Beininnenseite abwärtsführen
- Dasselbe links
- Anschließend genauso die Beine sehr zügig kalt (18 °C) abgießen, nur ganz kurz (5–8 Sekunden) verweilen
- Zum Abschluß beide Fußsohlen kalt ab-gießen
- Evtl. die Anwendung 1mal wiederholen
- Für die Wiedererwärmung sorgen (Socken anziehen, bewegen, ins Bett legen)

ÜBUNGEN

■ Aufwärmen

Durchführung

Gehen Sie auf der Stelle, rollen Sie die Füße locker ab, und schwingen Sie die Arme dabei intensiv mit; evtl. in leichte Laufbewegung übergehen.

Gestalten Sie das Aufwärmen immer wieder individuell.

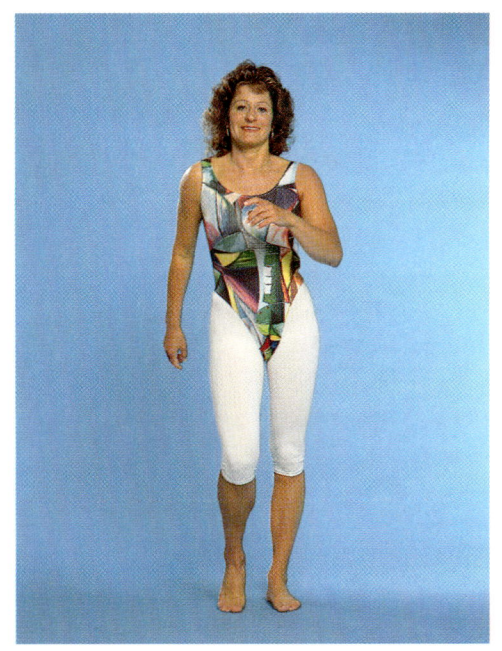

Aufwärmen

■ Beinschlenkern

Wirkung

Hilfe bei Hüftgelenksarthrose, fördert die Beweglichkeit, kräftigt das Standbein.

Durchführung

Benutzen Sie evtl. einen Stuhl zum Festhalten; das Standbein im Knie locker lassen.

Schwingen Sie das rechte Bein aus der Hüfte vor und zurück, dann Achter schwingen. Übung gegengleich wiederholen.

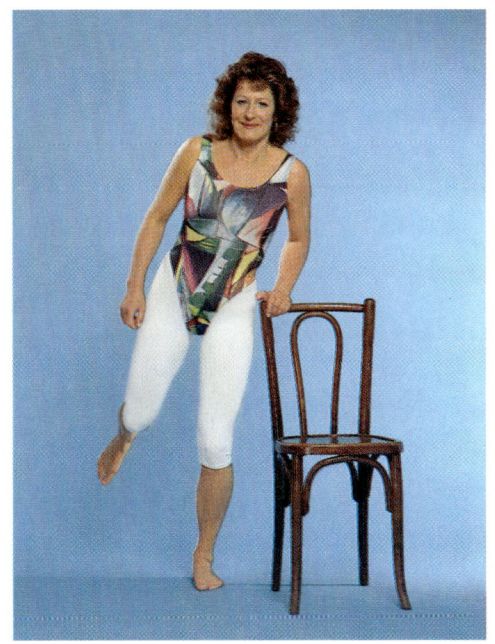

Beinschlenkern

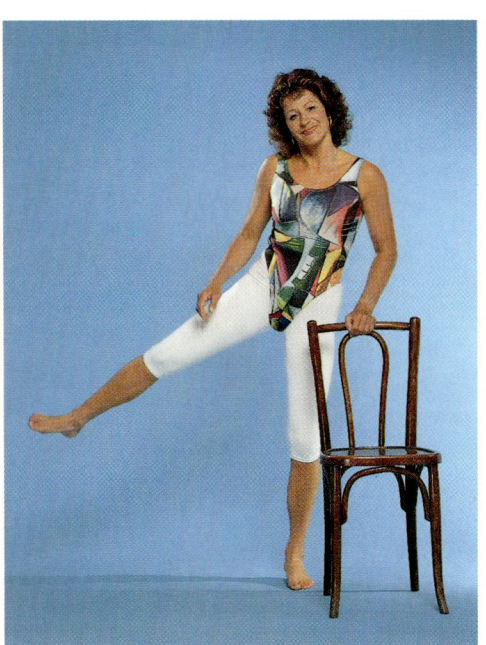

Beinseitschwingen

■ Beinseitschwingen

Wirkung
Kräftigt die Gesäßmuskeln, die oft durch zu langes Sitzen geschwächt sind.

Durchführung
Das gestreckte rechte Bein zur Seite hochschwingen oder führen. Lassen Sie dabei das Knie beim Standbein locker.
Drehen Sie die Hüfte nicht nach hinten ab, achten Sie also auf das seitliche Schwingen. Übung gegengleich wiederholen.

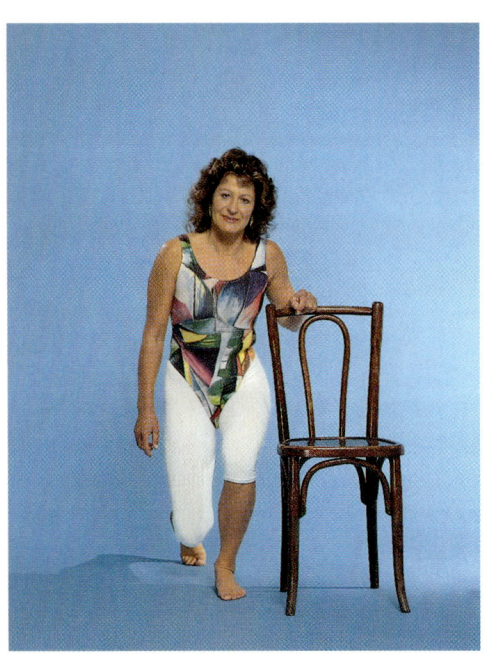

Einfache Kniebeugung

■ Einfache Kniebeugung

Wirkung
Kräftigt die Oberschenkelmuskulatur, macht das Kniegelenk beweglich.

Durchführung
Bringen Sie Ihr rechtes Knie aus der Schrittstellung fast bis zum Boden.
Gehen Sie nur so tief, daß ein leichtes Hochkommen möglich ist – Rücken gerade halten.

„Es ist dies eine ganz einfache Beugung ungefähr so, wie man eine Reverenz macht."

■ Kniependeln

Wirkung
Die beste Vorbeugung und Linderung bei Kniearthrose. Fördert die Gelenkbeweglichkeit, hilft gegen Verschleiß.

Durchführung

Setzen Sie sich auf einen Tisch oder einen stabilen Hocker, und lassen Sie die Unterschenkel locker pendeln.

Dieses Kniependeln ist sehr als Entlastung der Kniegelenke zu empfehlen. Mit leichten Gewichten an den Füßen (z. B. mit Skistiefeln) ist dieses Kniependeln noch wirksamer.

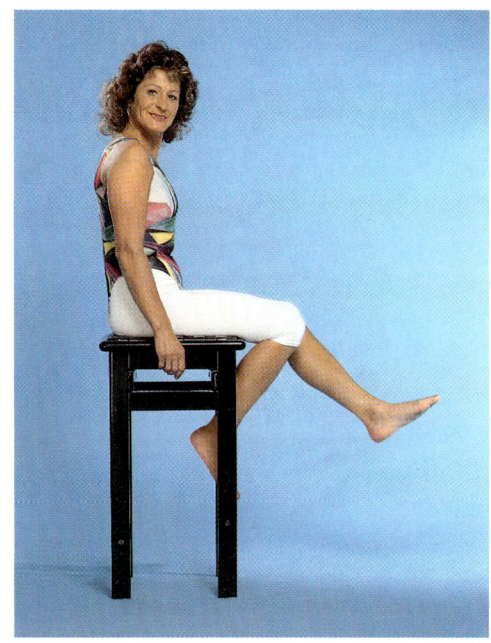

■ Kosakentanz im Sitzen

Wirkung

Dient der Sprunggelenksbeweglichkeit, fördert die Koordinationsfähigkeit, regt den Stoffwechsel an.

Durchführung

Drehen Sie den Stuhl zur Rückenentlastung um, und legen Sie die Arme zur Entspannung auf die Stuhllehne; Rücken gerade halten.

Setzen Sie sich auf den Stuhl, und strecken Sie die rechte Ferse seitwärts weg, die Fußspitze ziehen Sie an. – Beinwechsel. Als „Steigerung" nur die Fußspitze aufsetzen oder auch die Beine in der Luft bewegen.

„An die Knochen sind die Muskeln geheftet und üben die ihnen zukommende Tätigkeit aus, das heißt, sie üben an den Knochen, welche gleichsam als Hebel betrachtet werden, einen Zug aus und bringen so die Bewegung hervor. Je kräftiger nun die Muskeln, je biegsamer die Gelenke, desto leichter ist die Bewegung. Es kommt oft vor, daß durch Steifheit des Gelenks die Gelenkfähigkeit fehlt. Für solche Fälle ist nun die Gymnastik ersprießlich und kann gute Dienste leisten."

Kniependeln

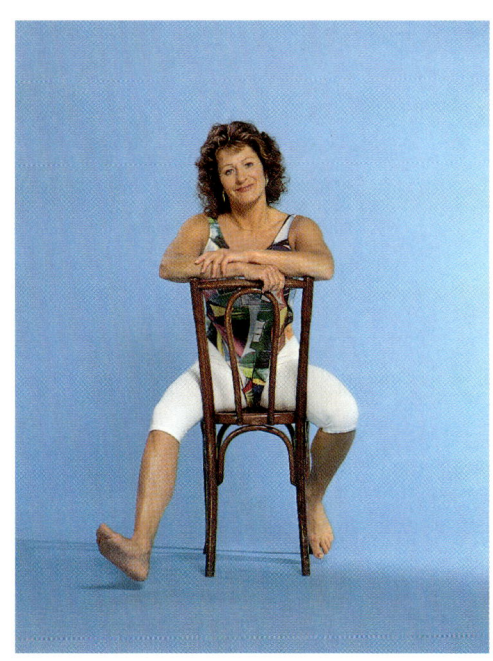

Kosakentanz im Sitzen

KOPFSCHMERZEN, GEISTIGE ABGESCHLAGENHEIT UND ERMÜDUNG

KNEIPPANWENDUNG: GESICHTSGUSS (KALT)

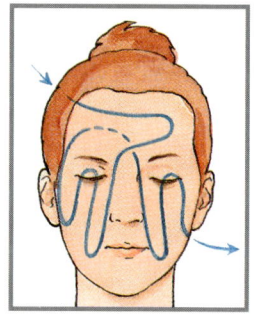

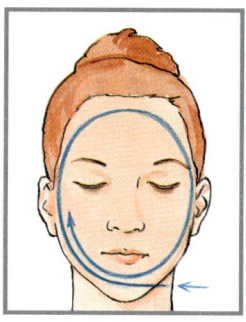

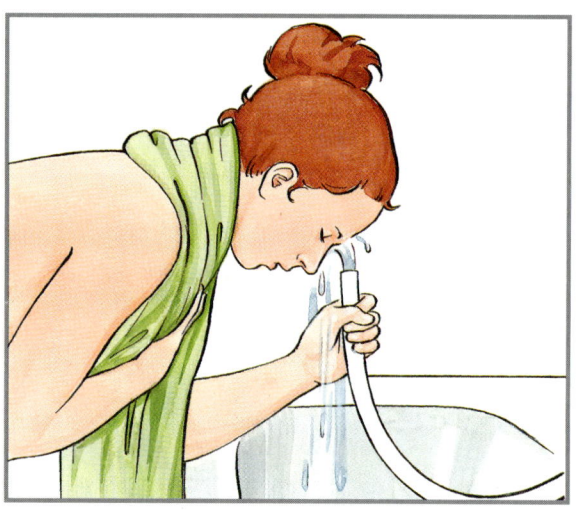

„Eine andere Klasse von Menschen ist mit geistiger Beschäftigung übermäßig angestrengt. Das Blut macht den Kopf heiß, die Füße werden kalt. Es müssen notwendigerweise Störungen im Blutumlauf eintreten, die dem Körper ungemein schaden. Durch das kalte Wasser wird der Blutumlauf am besten geregelt. So ist dies Wasser ein wachsamer Schutzmann, der nicht leicht Schädliches in den menschlichen Organismus eindringen läßt."

Wirkung
- Der „Schönheitsguß" des Kneippianers
- Strafft und erfrischt die Haut
- Fördert die Hautzirkulation
- Hilft bei Kopfschmerzen, Abgeschlagenheit, geistiger Ermüdung
- Hilft bei Ermüdung der Augen, nach langem Lesen und Konzentrationsarbeit
- Beruhigt die Herztätigkeit

Durchführung

■ Mit dem abgeschwächten Gießstrahl rechts an der Schläfe beginnen

■ Über die Stirn nach links – mehrfach wiederholen – mit Längsstrichen die rechte und linke Gesichtshälfte 3- bis 4mal abgießen

■ Anschließend das ganze Gesicht 2- bis 3mal umrunden

■ Das Gesicht mit dem Handtuch leicht abtupfen

■ Immer ruhig ausatmen

„Eine große Anzahl von Kopfleidenden hat mir versichert, daß gar nichts das Kopfleiden so mildert und zuletzt ganz behoben habe wie das Barfußgehen."

ÜBUNGEN

■ Wolle wickeln

Wirkung
Dient der intensiven Stoffwechselanregung, bringt das Blut aus der Peripherie zum Herzen, wirkt kreislaufstabilisierend.

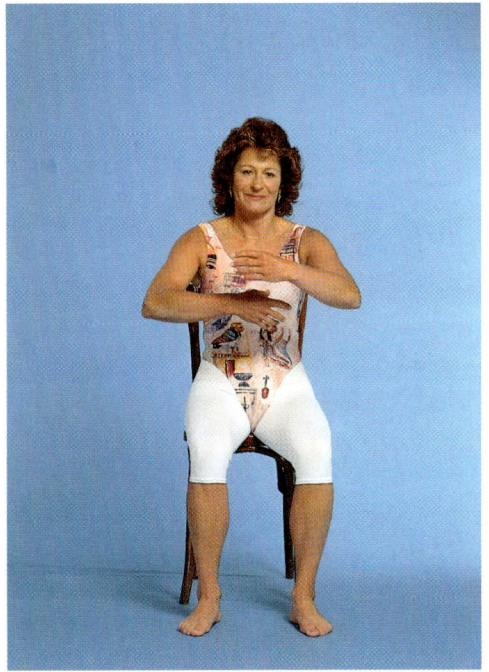

Wolle wickeln

Durchführung
Sie sitzen auf dem Stuhl und wickeln die Arme in Brusthöhe umeinander herum, vorwärts und rückwärts. Halten Sie dabei den Rücken gerade, und setzen Sie die Fußsohlen ganz auf den Boden; zur Stoffwechselanregung schneller wickeln.

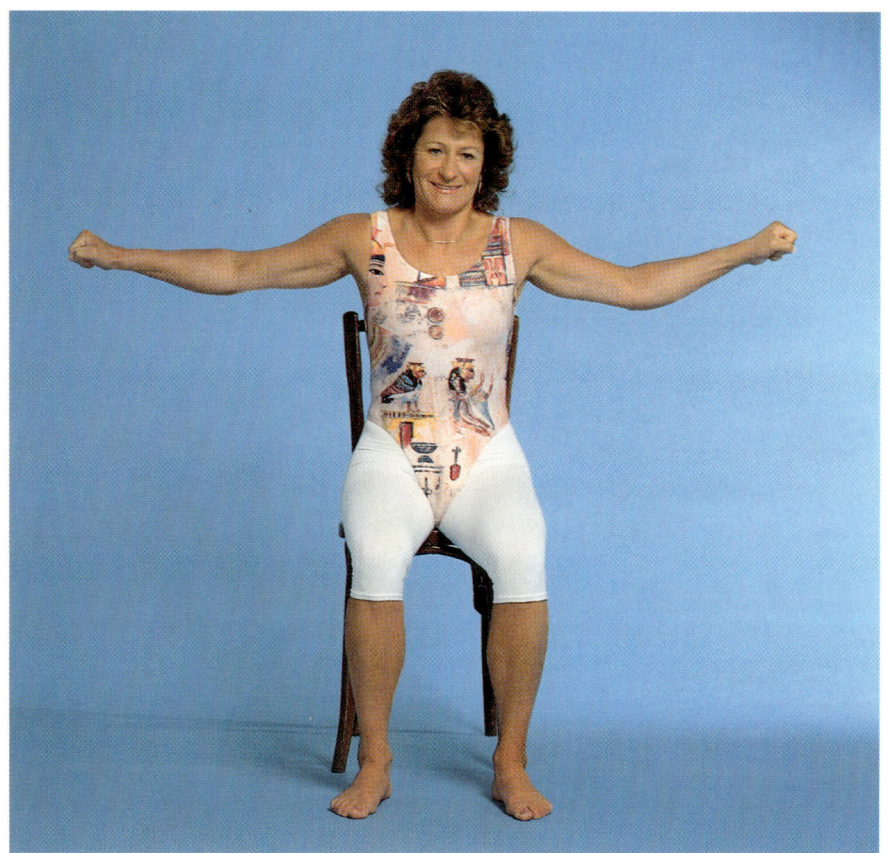

Handpumpe

■ Handpumpe

Wirkung
Fördert die Beweglichkeit der Handgelenke,
ideal bei häufiger Computer- und Schreibmaschinentätigkeit.

Durchführung
Arme in Seithalte: abwechselnd die Hände
strecken und Fäuste machen.
Halten Sie die Arme in Schulterhöhe, und ziehen Sie zusätzlich die Schulterblätter zusammen – lächeln.

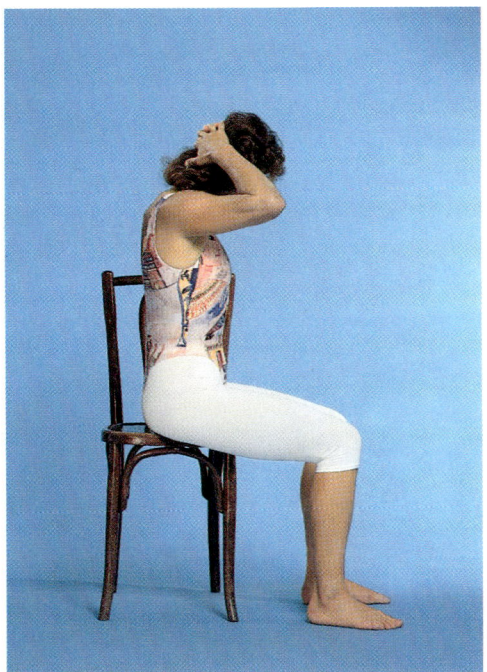

Nackendehnung

■ Nackendehnung

Wirkung

„Alle Kopfbewegungen sind ruhig auszuführen. Diese Übung ist gut bei steifem Nacken, um ihn allmählich gelenkiger zu machen."

Durchführung

Legen Sie beide Hände in den Nacken, und drücken Sie den Kopf gegen die Hände. Halten Sie die Spannung 8–10 Sekunden, dann lösen. Neigen Sie den Kopf vor – und sanft dehnen (10–15 Sekunden).
Zerren Sie nicht am Kopf, spüren Sie nur die Schwere der Hände.

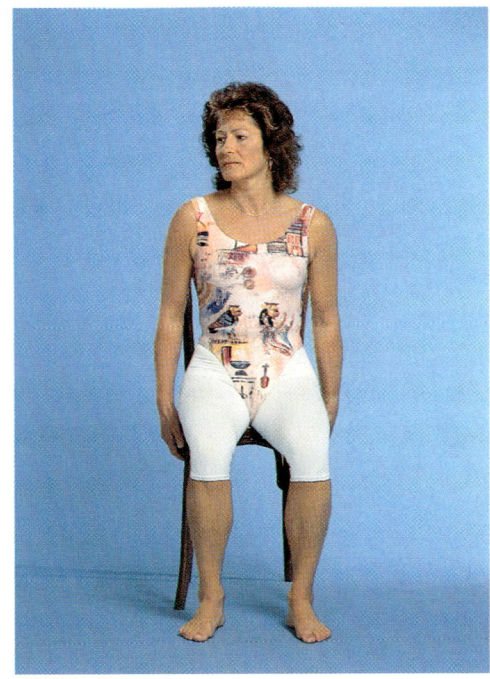

Kopfachter

■ Kopfachter

Wirkung

Dehnt und kräftigt gleichzeitig die vielfach verkrampfte Schulter-Nacken-Muskulatur. Löst durch die Mehrdurchblutung Verspannungen und stabilisiert die Halswirbelsäule.

Durchführung

Schreiben Sie mit der Nase eine liegende „Acht" in die Luft. Dabei nur ganz kleine Bewegungen machen.
Damit Ihnen nicht schwindlig wird, bewegen Sie evtl. die Augen mit.

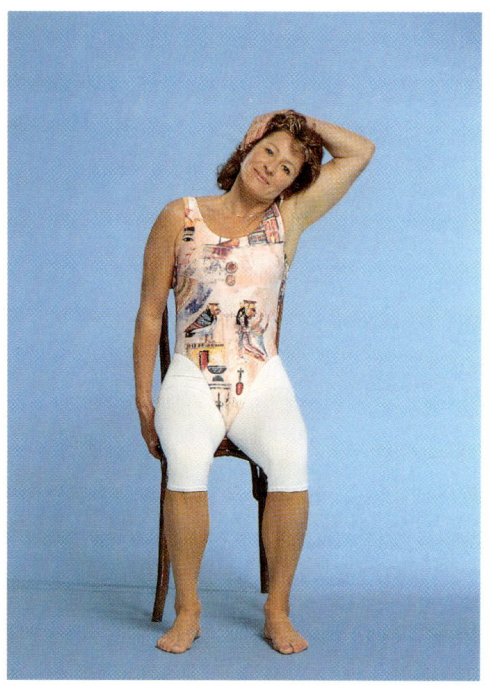

Kopfdrücken

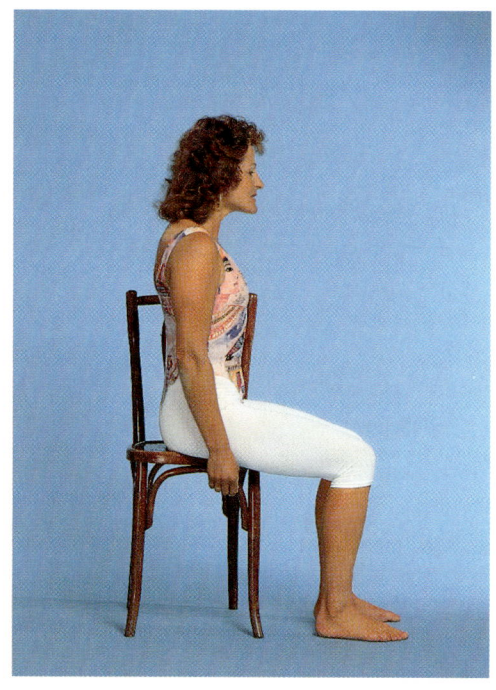

Schublade

■ Kopfdrücken

Wirkung
Fördert die Gelenkbeweglichkeit der Halswirbelsäule, unterstützt die Ernährung der Bandscheiben, hilft bei Verspannungen der Schulter-Nacken-Muskulatur.

Durchführung
Drücken Sie mit der rechten Hand seitlich gegen den Kopf, halten Sie die Spannung 8–10 Sekunden lang, und lösen Sie sie wieder. Die linke Hand legen Sie um den Kopf und dehnen (15–20 Sekunden) zur linken Seite. Übung gegengleich wiederholen.
Atmen Sie ruhig weiter.

■ Schublade

Wirkung
Intensive Streckung der Halswirbelsäule, die oft bei Schreibtischarbeit (Kopfvorbeugen) vernachlässigt wird. Kopfschmerzen können vermieden werden.

Durchführung
Drücken Sie den Hinterkopf nach hinten gegen eine gedachte Wand (Schublade auf), dann die Stirn nach vorne gegen eine andere gedachte Wand (Schublade zu).
Halten Sie die Dehnung nach hinten länger (10–15 Sekunden) als nach vorn. Beim Vorschieben lediglich locker lassen.

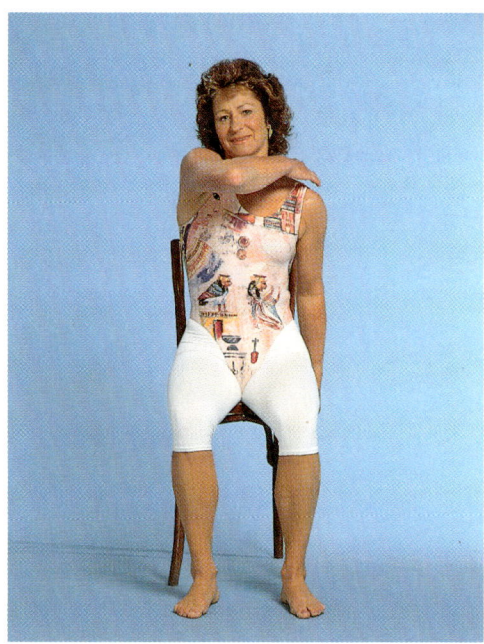

Loben: Schulterklopfen

■ Loben

Wirkung

Fördert die Schultergelenksbeweglichkeit und übt die Koordinationsfähgkeit, die im Laufe des Lebens abnimmt, aber für die harmonischen Bewegungsabläufe im Alltag eine große Bedeutung hat.

Durchführung

Klopfen Sie mit Ihrer rechten Hand auf Ihre linke Schulter, dann mit der linken Hand auf die rechte Schulter.

Zuerst berührt die rechte Hand hinten den Nacken, dann die linke Hand. Zur Konzentrationsförderung sollten Sie immer schneller werden, wobei Sie später auch mit der linken Hand anfangen können.

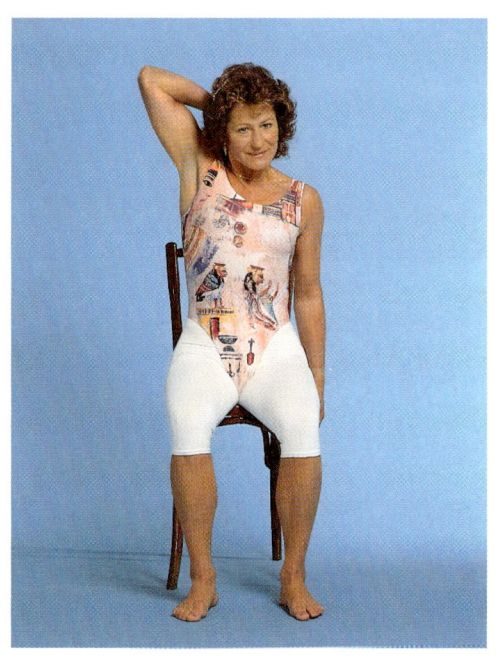

Loben: Nacken berühren

FUSSGYMNASTIK GEGEN KALTE FÜSSE UND NIEDRIGEN BLUTDRUCK

KNEIPPANWENDUNG: WECHSELFUSSBAD

„Die Füße müssen die Last des Körpers tragen, und deshalb ist es notwendig, daß sie auch zum Lasttragen abgehärtet werden. Durch Barfußgehen und Fußübungen wird der Blutumlauf geregelt und die Füße gestärkt."

Wirkung
■ Hilft bei arthrotischen Veränderungen, Rheuma und Gicht
■ Stärkung der Bein- und Fußmuskulatur sowie der Sehnen und Bänder
■ Ideales Gefäßtraining
■ Hilft bei vielen chronischen Erkältungskrankheiten

Durchführung
■ Je 1 Fußwanne (große Eimer oder Plastikmülleimer) mit warmem (38 °C) und kaltem (18 °C) Wasser füllen
■ Die Füße zuerst 5 Minuten ins warme, anschließend 10–15 Sekunden ins kalte Wasser tauchen
■ 1- bis 2mal wiederholen, die Anwendung mit kaltem Wasser beenden
■ Das Wasser von den Beinen abstreifen
■ Für die Wiedererwärmung sorgen (Socken anziehen, bewegen, ins Bett legen)

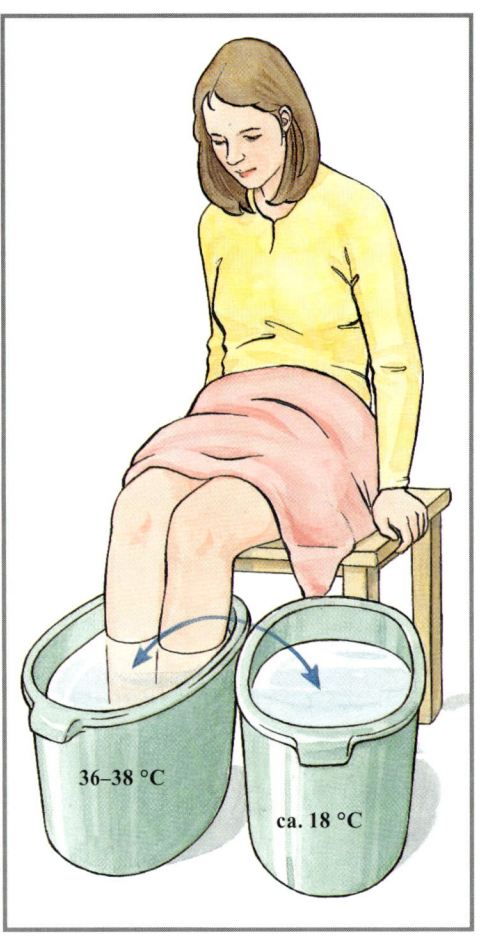

36–38 °C

ca. 18 °C

ÜBUNGEN

■ Aufwärmen

Durchführung

Tanzen Sie den Fersentwist – nur auf den Fersen twisten; dann den Zehentwist – nur auf den Zehen twisten. Die Arme gehen in der Bewegung locker mit.

Gestalten Sie das Aufwärmen immer wieder individuell.

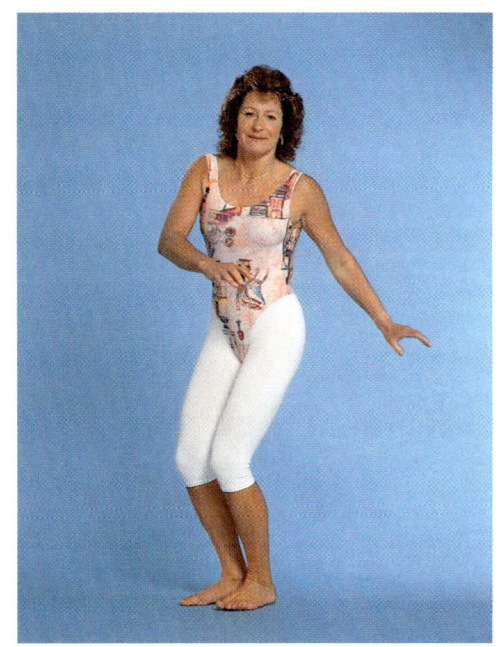

Aufwärmen

■ Fersenstand

Wirkung

Dehnt die Achillessehne, die durch zu hohe Schuhe sowie einseitiges Stehen und Sitzen oft verkürzt ist.

Durchführung

Gehen Sie im Wechsel vom Zehenstand in den Fersenstand – dabei die Zehen vom Boden wegziehen. (Fußübertreten und Verstauchungen können vermieden werden.) Die Dehnung 8–12 Sekunden halten (2- bis 3mal wiederholen).

Benützen Sie evtl. einen Stuhl als Stützhilfe.

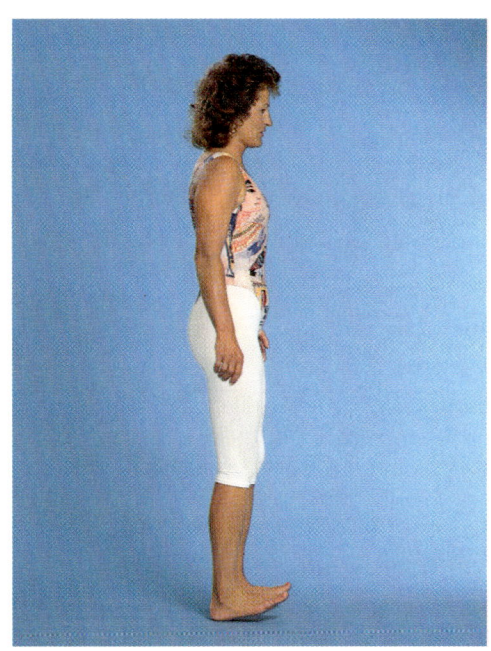

Fersenstand

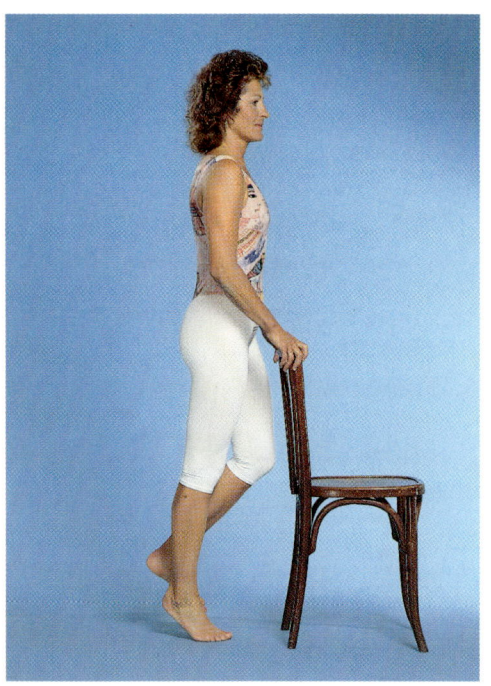

Einbeinstand

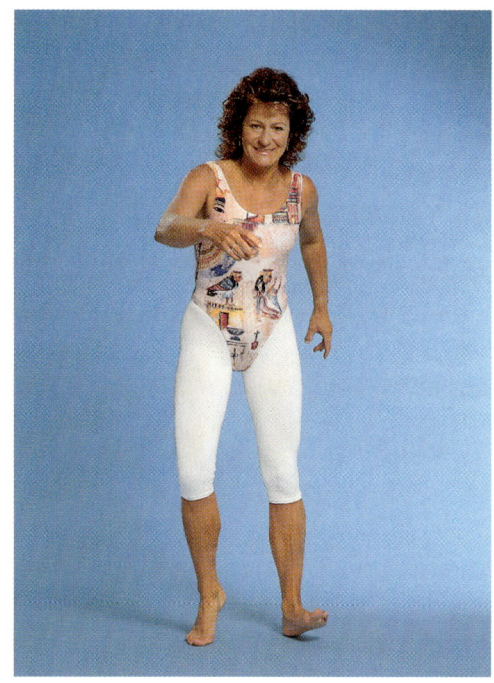

Fußschaukel

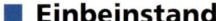

■ Einbeinstand

Wirkung

Stabilisiert das Gelenk, schützt vor Verstauchungen und dem Fußübertreten, kräftigt die Fußmuskulatur (ideal bei Knick-Senk-Fuß).

Durchführung

Auf einem Bein stehend, heben Sie die Ferse bis zum Zehenstand, dann den Fuß wieder absenken, aber gleich wieder anheben – mit der Ferse nicht den Boden berühren.
Halten Sie sich evtl. am Stuhl fest. Üben Sie so lange, bis eine Muskelspannung spürbar wird – Beinwechsel.

■ Fußschaukel

Wirkung

Dient ausgezeichnet der Sprunggelenksbeweglichkeit; ist auch als Venenmuskelpumpe zu empfehlen.

Durchführung

Wie „Fersenstand", aber Zehen- und Fersenstand wechselseitig durchführen.
Richtiges Beginnen erleichtert diese Koordinationsübung; bringen Sie deshalb die Belastung auf die rechte Ferse und linke Fußspitze. Aus dieser Position führen Sie die Fußbewegung weiter.

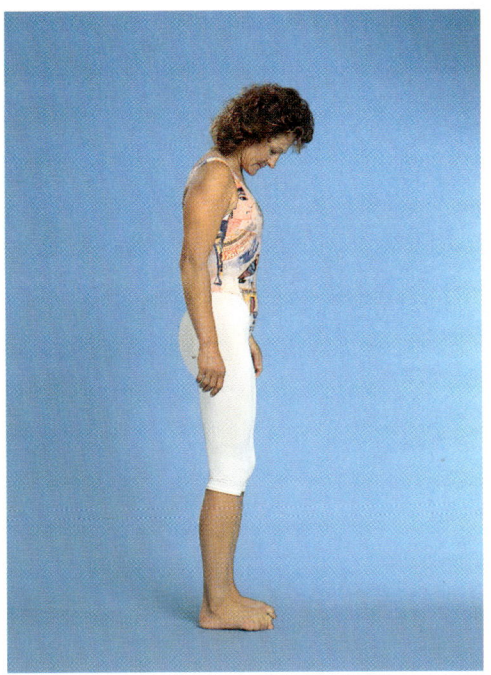

Raupe

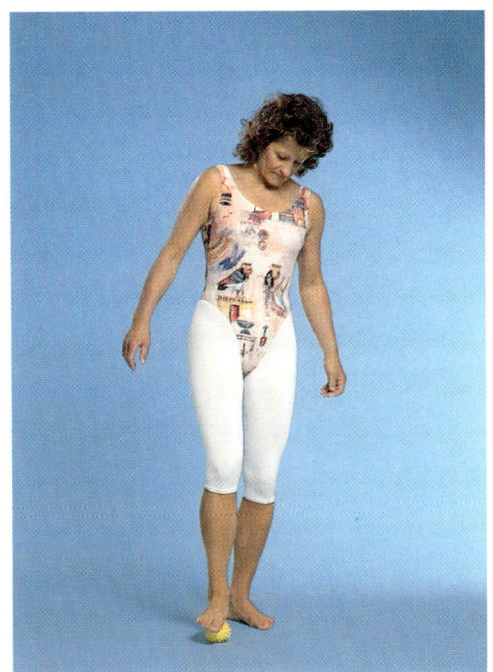

Fußmassage

■ Raupe

Wirkung
Kräftigt die Fußsohlenmuskulatur, hilft bei sämtlichen Fußdeformitäten.

Durchführung
Robben Sie im Stehen durch das wechselseitige Einkrallen der Zehen vorwärts.
Sollten Sie Fußkrämpfe bekommen, zur Lockerung der Muskeln die Gegenbewegung durchführen, also dehnen.

„So oft wie möglich müssen die Füße von der ‚Verkrümmungsmaschine' (zu enge Schuhe) befreit werden. Um sein Glück, seine Gesundheit, sein Leben möglichst lange zu erhalten, ist eine vernünftige Übung und Abhärtung der Füße geboten."

■ Fußmassage

Wirkung
Beeinflußt positiv die Fußreflexzonen, die eine reflektorische und durchblutungsfördernde Verbindung zu den inneren Organen haben. Das allgemeine Wohlbefinden wird deutlich gesteigert.

Durchführung
Mit einem Igelball, Tennisball oder Stab massieren Sie den Fuß gezielt durch, indem Sie die Fußsohle daraufstellen und hin- und herbewegen – evtl. etwas Druck ausüben.
Diese Massage kann im Stehen oder Sitzen, vor dem Fernseher oder beim Zeitunglesen durchgeführt werden.

ANTI-STRESS-TRAINING

KNEIPPANWENDUNG: HALBBAD (KALT), ARMGUSS (KALT)

„Der Geist kann nur in Vereinigung mit dem Leibe seine Aufgabe erfüllen. Wie es nun einen großen Unterschied macht, ob man in einem festen gesunden Hause oder in einer morschen baufälligen Hütte wohnt, so ist es auch für den menschlichen Geist etwas anderes, ob der Leib gesund und kräftig oder gebrechlich und schwach ist. Je gesünder und kräftiger aber der menschliche Leib ist, um so frischer und leistungsfähiger wird auch der Geist sein."

Wirkung

■ Stärkung des Immunsystems (erfrischend)

■ Stärkung der Unterleibsorgane (Gebähr-muttersenkung)

■ Hilft bei chronischer Verstopfung, Hämor-rhoiden, Blasenschwäche

■ Stärkung des vegetativen Nervensystems (nervenkräftigend)

■ Hilft bei Depressionen und Erschöpfungs-zuständen

■ Einschlaf- und Durchschlafhilfe

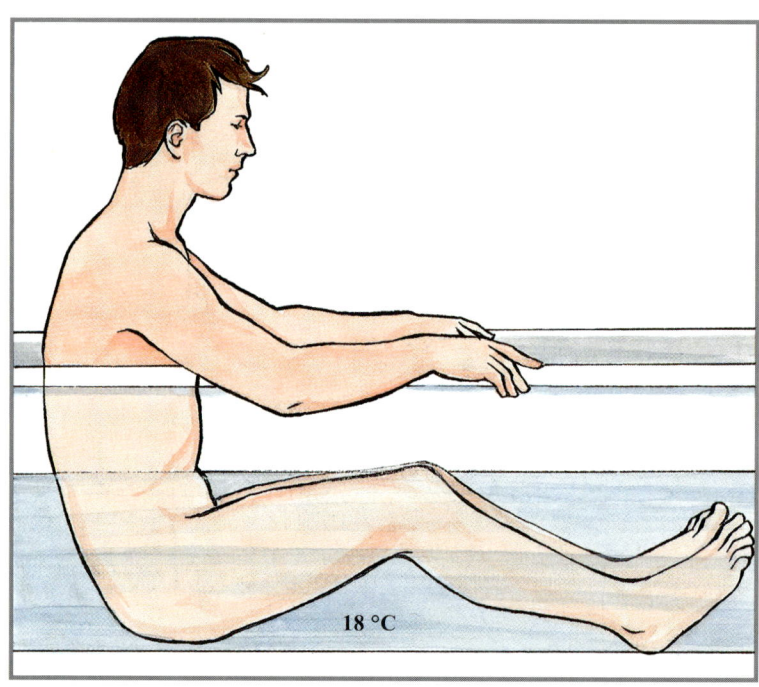

18 °C

Durchführung

■ Die Badewanne mit kaltem (ca. 18 °C) Wasser halb füllen

■ Die Herzgegend mit kaltem Wasser benetzen, langsam in die Wanne setzen, 10–15 Sekunden verweilen, ruhig weiteratmen

■ Anschließend das Wasser abstreifen (nur den Genitalbereich abtrocknen)

■ Für die Wiedererwärmung sorgen (Socken anziehen, bewegen, ins Bett legen)

■ Nachts auch vom Bett aus anwenden (beruhigt und entspannt)

ÜBUNGEN

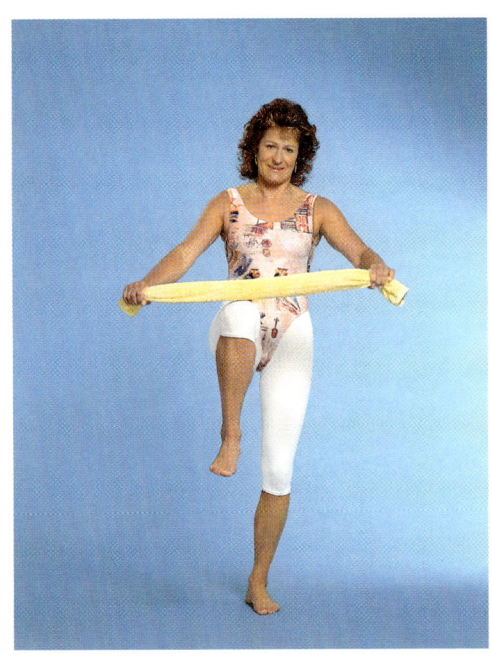

Aufwärmen: Handtuch ans Knie tippen

■ Aufwärmen

Durchführung

Tippen Sie mit dem gespannten Handtuch auf das angewinkelte Knie – die Knie auch zur Seite drehen.

Falten Sie das Handtuch doppelt, und schwingen Sie es über den Kopf.

Gestalten Sie das Aufwärmen immer wieder individuell.

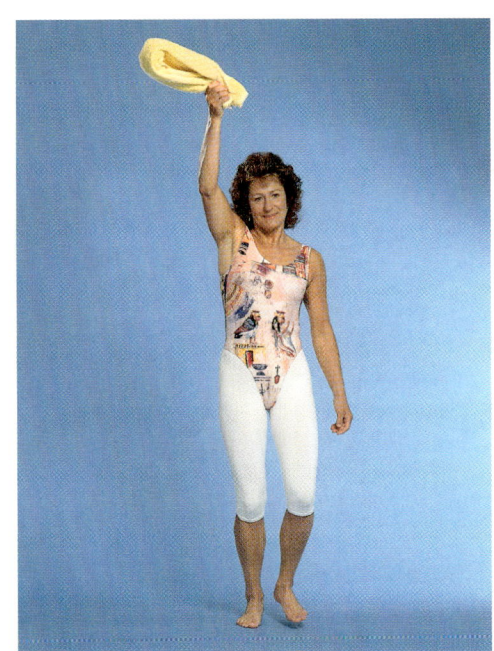

Aufwärmen: Handtuch schwingen

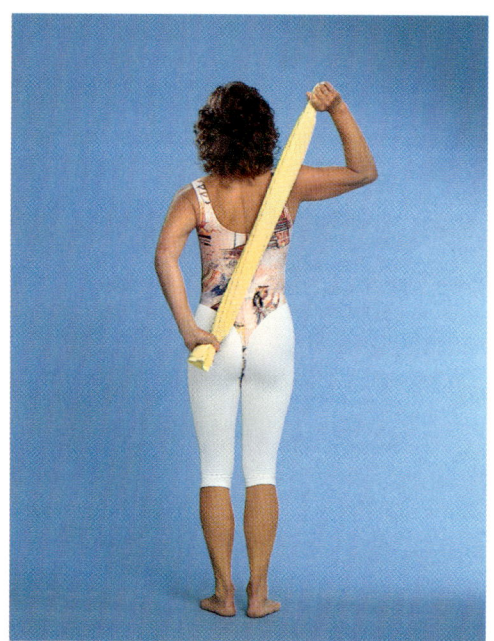

Rückenmassage: quer

■ Rückenmassage

Wirkung

Dient der Mehrdurchblutung, Lockerung, Entkrampfung und Entspannung der gesamten Rückenmuskulatur.

Durchführung

Mit dem Handtuch massieren Sie den Nacken quer, den Rücken längs und diagonal. 3–4 Minuten (evtl. ohne Kleidung) massieren, bis Sie eine intensive Erwärmung des Rückens spüren.

Rückenmassage: diagonal

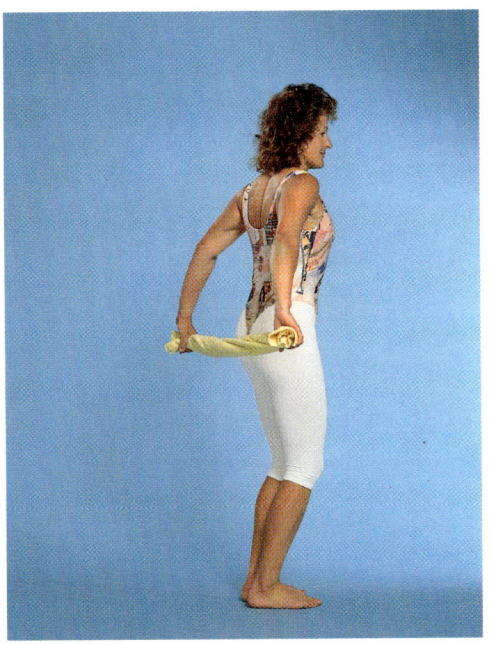

Arbeitshaltung

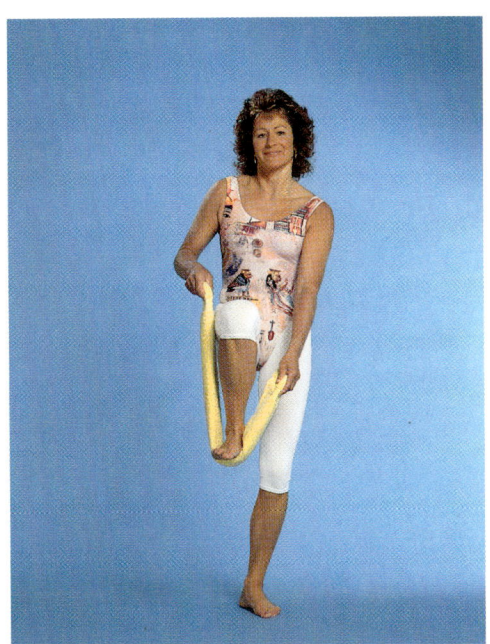

Fußmassage

■ Arbeitshaltung

Wirkung
Dient der Aufrichtung der Brustwirbelsäule;
ideal bei Rundrücken; kräftigt die Schulter-
blattfixatoren.

Durchführung
Halten Sie das Handtuch in Gesäßhöhe am
Rücken; spannen Sie dabei das Handtuch, und
ziehen Sie es wieder weg.
Halten Sie den Rücken gerade, und ziehen Sie
die Schulterblätter zusammen; Schultern nicht
hochziehen.

■ Fußmassage

Wirkung
Kräftigt das Standbein, dient der Gleichge-
wichtsschulung, durchblutet und lockert die
Muskeln des massierten Beines. Gute Fußre-
flexzonenmassage.

Durchführung
Einbeinstand: Legen Sie das Handtuch unter
den rechten angewinkelten Fuß, und massieren Sie durch Hin- und Herziehen des Hand-
tuchs die Fußsohle. (Beinwechsel.)

Achtung! Um das Gleichgewicht besser zu
halten, können Sie sich an eine Wand lehnen.
Sie können auch das ganze Bein massieren –
dann mit dem Oberschenkel beginnen. Ideal
nach dem Duschen anzuwenden.

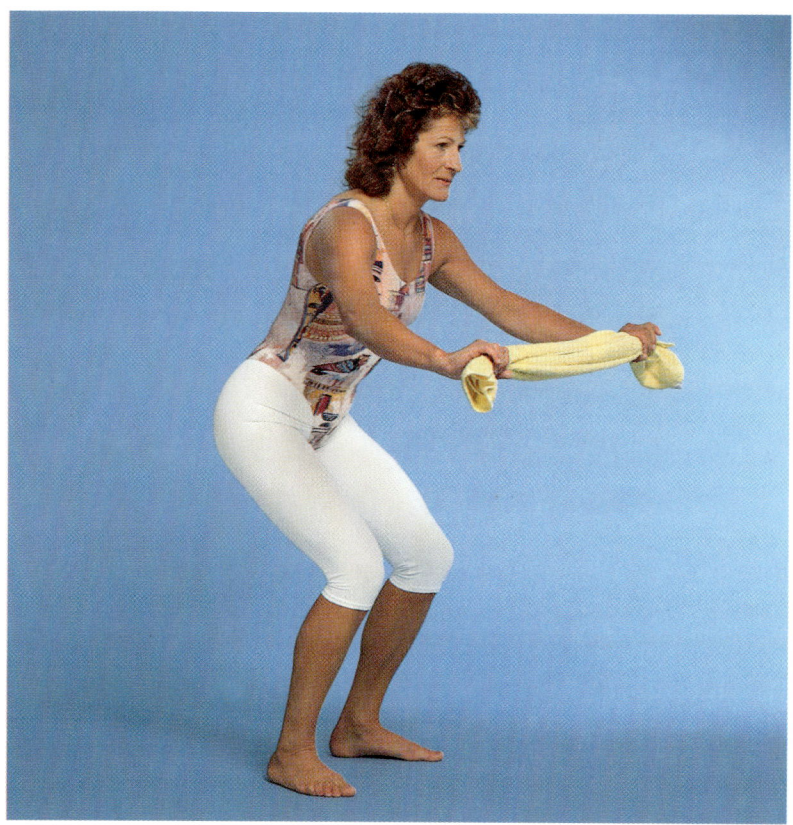

Bückhaltung

■ Bückhaltung

Wirkung
Die Bein- und Rückenmuskulatur wird gekräftigt – damit fällt auch das „rückenfreundliche" Bücken leichter.

Durchführung
Das Handtuch in Vorhalte halten, leicht in die
Knie gehen – das Handtuch mit geradem
Rumpf auf dem Boden ablegen und rückenge-
recht wieder aufnehmen.

Achtung! Zur Kontrolle mit dem Handtuch
beim Aufstehen kurz auf die Knie tippen.

ENTSPANNUNGSTRAINING MIT HANDTUCH

KNEIPPANWENDUNG: BÜRSTENMASSAGE

„Wie nun bei einem Uhrwerk alle Räder ineinander greifen müssen und wie, wenn auch nur das kleinste Teilchen nicht richtig funktio- niert, das ganze Werk stille steht, so ist es auch beim Menschen. Leider ist oft der Einzelne selbst an den Störungen im Organismus schuld und muß deshalb auch die Folgen tragen. Man warte deshalb auch nicht, bis man krank ist, um etwas für seinen Körper zu tun, sondern pflege ihn schon in der Gesundheit mit Diät, Bewegung und Ruhe."

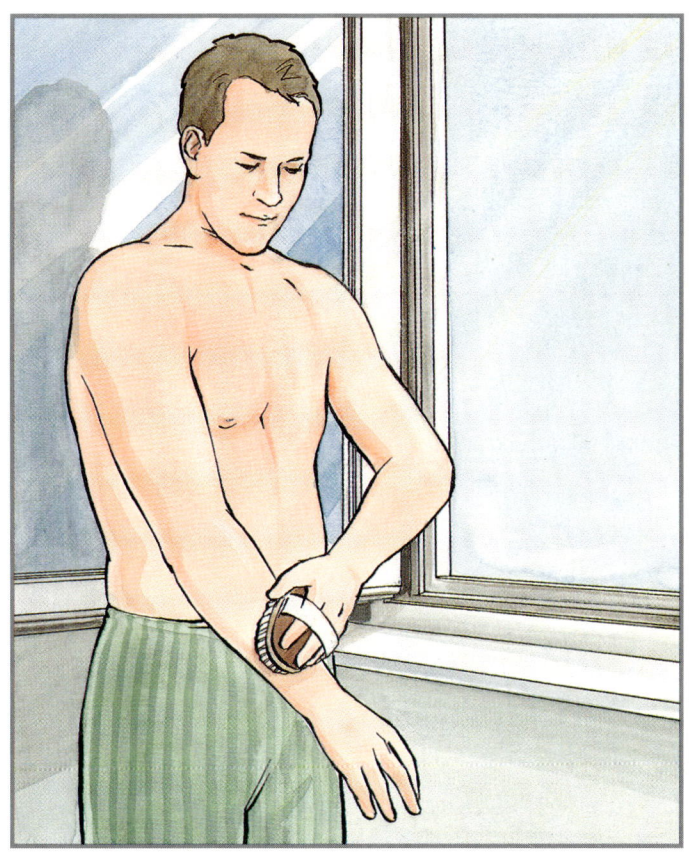

Wirkung

- Intensive Durchblutung der Haut
- Anregung des Hautstoffwechsels und des Kreislaufs
- Allgemeine Abhärtung
- Normalisierung des Blutdrucks
- Aktivierung des gesamten Organismus

Durchführung

- Ideal am Morgen und bei geöffnetem Fenster (gleichzeitiges Luftbad); Dauer: 5–10 Minuten
- Mit der Naturbürste beginnt man an der rechten Fußsohle, geht über den Vorfuß kreisartig zur Wade und zum Oberschenkel – dasselbe links
- Dann kreisend über das Gesäß
- Weiter von rechter Handfläche über den Handrücken zum Unterarm, Oberarm und über die Schulter – dasselbe links
- Die Brust in Achterform vorsichtig bürsten
- Den Bauch im Uhrzeigersinn umkreisen
- Den Rücken mit einem rauhen Handtuch längs und quer abreiben
- Anschließend den ganzen Körper kalt abwaschen
- Eincremen, sich bewegen

„Man trägt ja eifrig Vorsorge, daß die Lebensmittel nicht ausgehen, soll denn nicht auch eine der ersten Sorgen, nach der Sorge für die Seele, die sein, daß man seine Gesundheit erhält? Die Pflicht der Selbsterhaltung fordert dazu auf, und gewiß bleibt keiner ohne Strafe von seinem Schöpfer, wenn er eines der edelsten Güter, seine Gesundheit, leichtsinnig vernachlässigt. Möge darum jeder gesunde Mensch das tun, was ich zur Erhaltung der Gesundheit angeraten habe.“

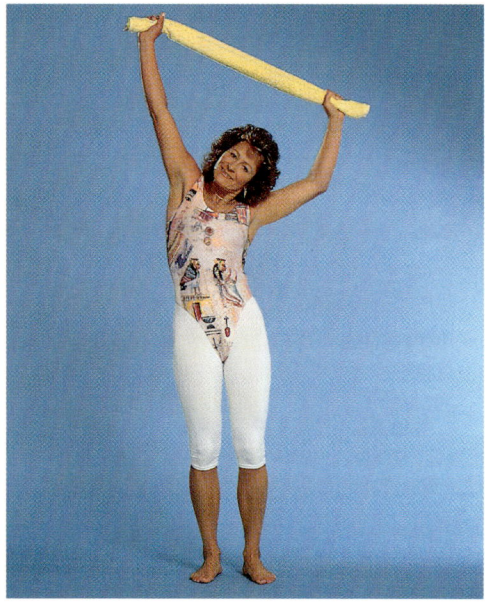

Aufwärmen

■ Aufwärmen

Durchführung

Halten Sie das Handtuch an beiden Enden mit je einer Hand fest, und recken und strecken Sie sich. Ruhig atmen.
Gestalten Sie das Aufwärmen immer wieder individuell.

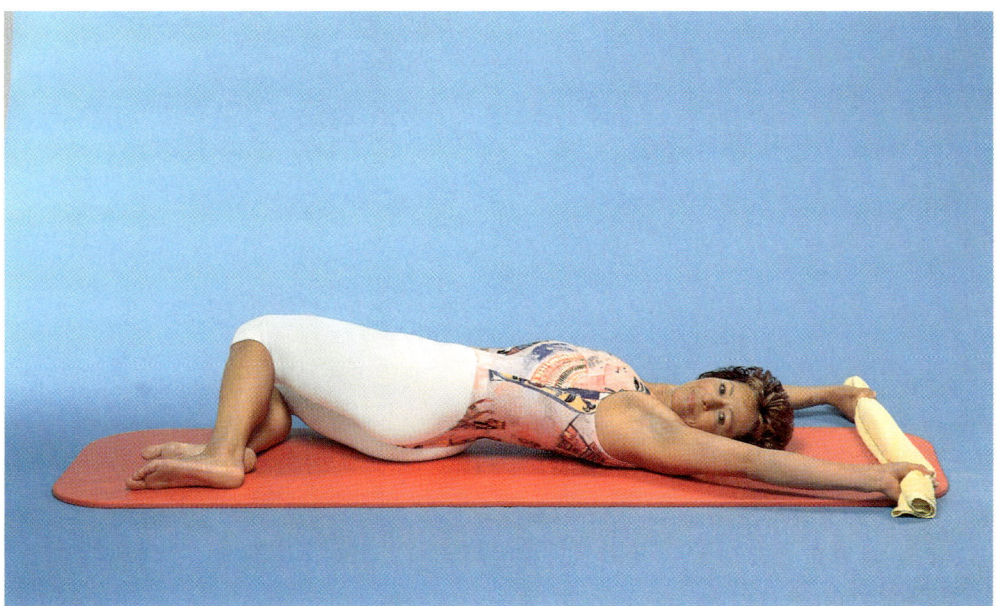

Flankendehnung

■ Flankendehnung

Wirkung
Stärkt die Atemtätigkeit und entspannt die
Wirbelsäule.

Durchführung
Rückenlage: Fassen Sie das Handtuch mit beiden Händen an je einem Ende, und legen Sie
die Arme gestreckt nach hinten ab. Dann winkeln Sie die Knie an und legen sie zur rechten
Seite ab. Gleichzeitig drehen Sie das Gesicht
zur linken Seite.
Atmen Sie in die Flanke hinein.
Übung gegengleich wiederholen.

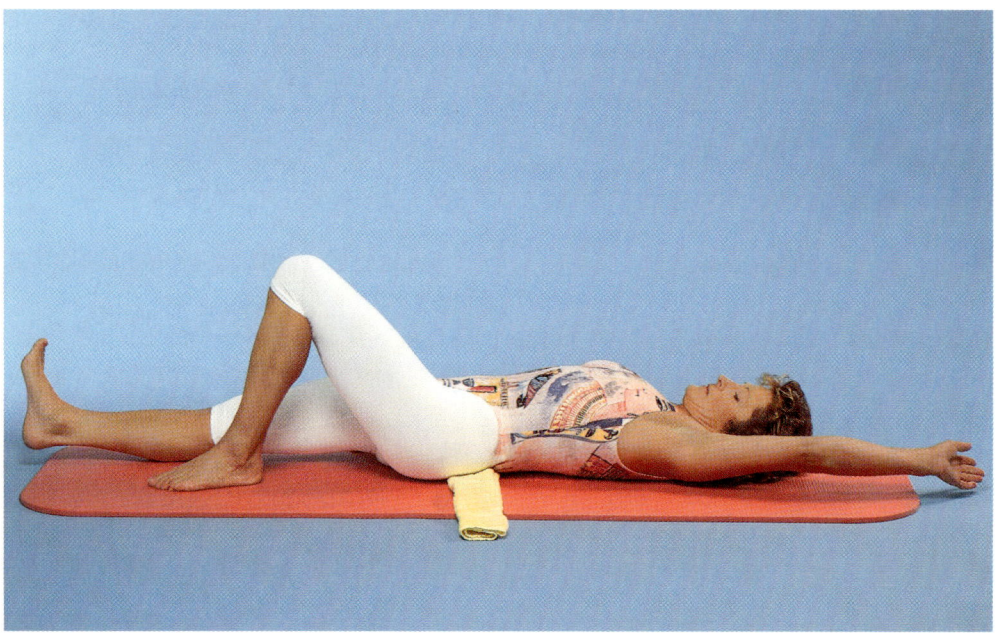

Diagonaldehnung

■ Diagonaldehnung

Wirkung
Regeneriert die Bandscheiben im Lendenbereich; schafft einen Spannungsausgleich in der Rückenmuskulatur.

Durchführung
Rückenlage: Legen Sie das Handtuch unter die Lendenwirbelsäule, und drücken Sie mit der Lendenwirbelsäule dagegen. Dehnen Sie den linken Arm und das rechte Bein diagonal auseinander (gegengleich). Dehnung 8–12 Sekunden halten.
Atmen Sie in den Bauch und in die Lendenwirbelsäule hinein.

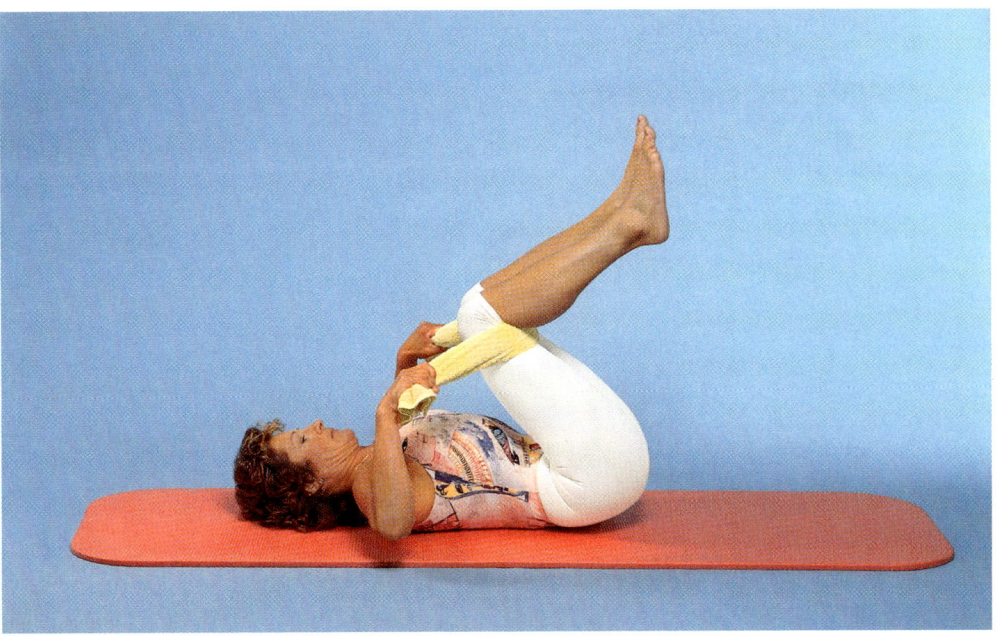

Lendendehnung

■ Lendendehnung

Wirkung

Entspannt und dehnt die Lendenwirbelsäule, entlastet den Rücken nach langem Sitzen.

Durchführung

Rückenlage: Legen Sie das Handtuch in die Kniekehle, und ziehen Sie so die Knie sanft zum Körper heran, bis das Gesäß leicht vom Boden abhebt.

Achten Sie auf Ihren Atem und die sich einstellende Entspannung.

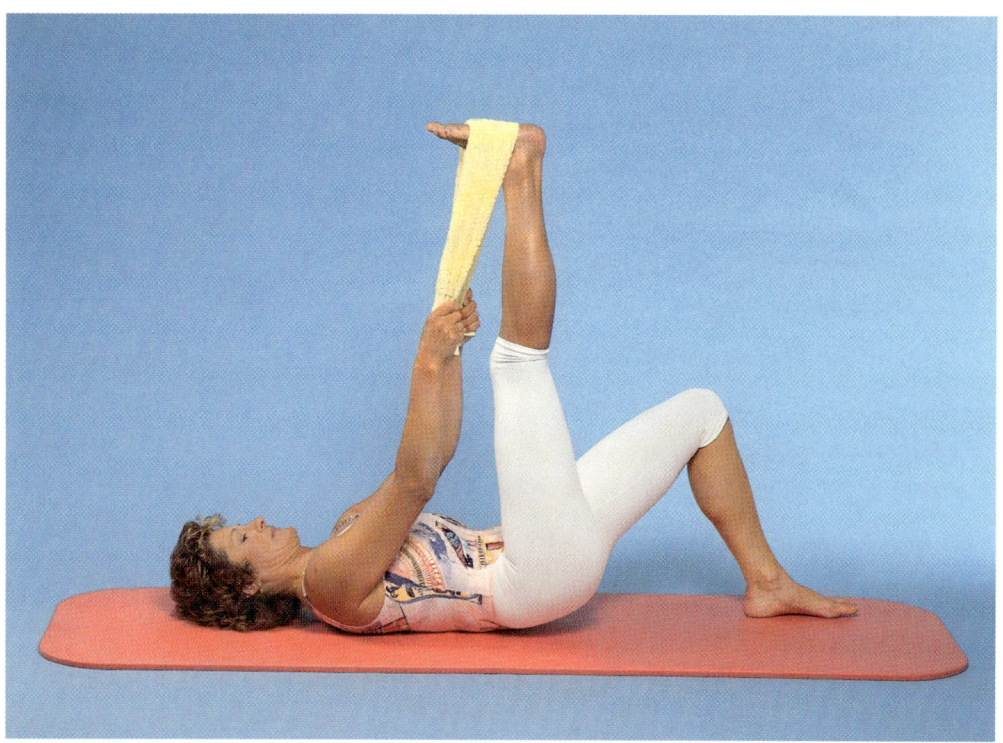

Ischiasdehnung

■ Ischiasdehnung

Wirkung
Hilft, regelmäßig angewandt, bei Ischiasbeschwerden; entstaut die Beine (Venenrückfluß).

Durchführung
Rückenlage: Legen Sie das Handtuch um den rechten Fuß, und ziehen Sie das Bein sanft zum Körper heran. Dehnen, atmen und entspannen Sie ganz bewußt. Lassen Sie den Kopf auf der Unterlage liegen.
Dehnübung mehrmals wiederholen, dann mit dem anderen Bein ausführen.

„All diese Übungen, welche ich nun kurz und, wie ich glaube, auch verständlich genug geschildert habe, scheinen mir am meisten zweckdienlich, weil ich schwere Übungen nicht liebe. Ich möchte hiermit nur einige Anhaltspunkte gegeben haben, wie schwächliche Personen und solche, welchen es an körperlicher Tätigkeit fehlt, durch Gymnastik ihren Körper stählen und kräftigen können."

Literatur

Sämtliche Kneippzitate wurden aus diesen Originalwerken Kneipps herausgesucht:
„So sollt ihr leben" – (1889)
„Die Wasserkur" – (1888)
Ratgeber für Gesunde und Kranke (1891)
„Das Codizill"
„Mein Testament für Gesunde und Kranke" (1894)

Angele, Karl-Heinz: Deine tägliche Kneippsche Gesundheitspflege. Kneipp-Verlag, Bad Wörishofen, 1992

Hagenmüller, Fritz: Kneipp-Behandlung von Kindern. Kneipp-Verlag, Bad Wörishofen, 1990

Kneipp, Sebastian: So sollt ihr leben! Faksimile der Ausgabe von 1889. Kneipp-Verlag, Bad Wörishofen, 1992

Schleinkofer, German: Die Kneipp-Wassertherapie. Trias, Stuttgart, 1992

**Zubehör und Vertrieb für
Kneippsche Anwendungen:**

Badeöle, Wickel
Gießrohr, Kneippwanne, Heusäcke usw.

Kräuterhaus Schweiger
Postfach 1617
86825 Bad Wörishofen

Im FALKEN Verlag sind zahlreiche Titel zum Thema „Gesundheit" erschienen. Fragen Sie Ihren Buchhändler.

Beachten Sie bitte außerdem das ebenfalls über den Buchhandel erhältliche Video „Kneippen für die Gesundheit" (Nr. 6243, Spieldauer ca. 60 Minuten, in Farbe)

Die Sportkleidung und die Gymnastikmatten wurden freundlicherweise von der Firma Sport-Scheck, München, zur Verfügung gestellt.

Dieses Buch wurde auf chlorfrei gebleichtem und säurefreiem Papier gedruckt.

Die Deutsche Bibliothek – CIP-Einheitsaufnahme

Wurm-Fenkl, Ines :
Kneippen für die Gesundheit : Bewegungstraining und Wasseranwendungen ; Alltagsbeschwerden vorbeugen ; Abwehrkräfte und Kreislauf stärken / Ines Wurm-Fenkl. Hrsg.: Hans H. von Wimpffen ; Werner Büchele. – Niedernhausen/Ts. : FALKEN, 1996
 (Die Sprechstunde)
 ISBN 3-8068-1768-5

ISBN 3 8068 1768 5

Umschlaggestaltung: Andreas Jacobsen
Layout: Bayerl & Ost GmbH, Frankfurt/Main
Redaktion: Herbert Habicht
Herstellung: Petra Leupacher
Titelbild: ZEFA (Sander), Düsseldorf
Foto Umschlagrückseite: Städtisches Kuramt Bad Wörishofen
Fotos: Reinhard Tierfoto, Heiligkreuzsteinach/Eiterbach: S. 6, 11; **Städtisches Kuramt Bad Wörishofen:** S. 9, 10, 13, 14, 15; alle übrigen Fotos von **Ehrhardt Foto-Design,** München.
Zeichnungen: Gerhard Scholz, Dornburg

Die Ratschläge in diesem Buch sind von der Autorin und vom Verlag sorgfältig erwogen und geprüft, dennoch kann eine Garantie nicht übernommen werden. Eine Haftung der Autorin bzw. des Verlags und seiner Beauftragten für Personen-, Sach- und Vermögensschäden ist ausgeschlossen.

Satz: FALKEN Verlag, Niedernhausen/Ts.
Druck: Druckhaus Cramer, Greven

817 2635 4453 6271